中国医学临床百家

马全福 / 著

阴茎海绵体硬结症马全福 2020 观点

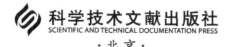

·北京·

图书在版编目（CIP）数据

阴茎海绵体硬结症马全福2020观点 / 马全福著. —北京：科学技术文献出版社，2020.10
ISBN 978-7-5189-7066-7

Ⅰ.①阴…　Ⅱ.①马…　Ⅲ.①阴茎硬结—诊疗　Ⅳ.① R697

中国版本图书馆 CIP 数据核字（2020）第 162360 号

阴茎海绵体硬结症马全福2020观点

策划编辑：袁婴婴　　责任编辑：帅莎莎　袁婴婴　　责任校对：王瑞瑞　　责任出版：张志平

出　版　者	科学技术文献出版社	
地　　　址	北京市复兴路15号　邮编　100038	
编　务　部	（010）58882938，58882087（传真）	
发　行　部	（010）58882868，58882870（传真）	
邮　购　部	（010）58882873	
官方网址	www.stdp.com.cn	
发　行　者	科学技术文献出版社发行　全国各地新华书店经销	
印　刷　者	北京虎彩文化传播有限公司	
版　　　次	2020 年 10 月第 1 版　2020 年 10 月第 1 次印刷	
开　　　本	710×1000　1/16	
字　　　数	87千	
印　　　张	10.5　彩插6面	
书　　　号	ISBN 978-7-5189-7066-7	
定　　　价	98.00元	

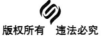

版权所有　违法必究

购买本社图书，凡字迹不清、缺页、倒页、脱页者，本社发行部负责调换

序
Preface

韩启德

欧洲文艺复兴后,以维萨利发表《人体构造》为标志,现代医学不断发展,特别是从19世纪末开始,随着科学技术成果大量应用于医学,现代医学发展日新月异,发生了根本性的变化。

在过去的一个世纪里,我国现代化进程加快,现代医学也急起直追。但由于启程晚,经济社会发展落后,在相当长的时期里,我国的现代医学远远落后于发达国家。记得20世纪50年代,我虽然生活在上海这个最发达的城市里,但是母亲做子宫切除术还要到全市最高级的医院才能完成;

我患猩红热继发严重风湿性心包炎，只在最严重昏迷时用过一点青霉素。20世纪60—70年代，我从上海第一医学院毕业后到陕西农村基层工作，在很多时候还只能靠"一根针，一把草"治病。但是改革开放仅仅40多年，我国现代医学的发展水平已经接近发达国家。可以说，世界上所有先进的诊疗方法，中国的医生都能做，有的还做得更好。更为可喜的是，近年来我国医学界开始取得越来越多的原创性成果，在某些点上已经处于世界领先地位。中国医生已经不再盲从发达国家的疾病诊疗指南，而能根据我们自己的经验和发现，根据我国自己的实际情况制定临床标准和规范。我们越来越有自己的东西了。

要把我们"自己的东西"扩展开来，要获得越来越多"自己的东西"，就必须加强学术交流。我们一直非常重视与国外的学术交流，第一时间掌握国外学术动向，越来越多地参与国际学术会议，有了"自己的东西"也总是要在国外著名刊物去发表。但与此同时，我们更需要重视国内的学术交流，第一时间把自己的创新成果和可贵的经验传播给国内同行，不仅为加强学术互动，促进学术发展，更为学术成果的推广和应用，推动我国医学事业发展。

我国医学发展很不平衡，经济发达地区与落后地区之间差别巨大，先进医疗技术往往只有在大城市、大医院才能开展。在这种情况下，更需要采取有效方式，把现代医学的最新进展以及我国自己的研究成果和先进经验广泛传播开去。

基于以上考虑，科学技术文献出版社精心策划出版《中国医学临床百家》丛书。每本书涵盖一种或一类疾病，由该疾病领域领军专家撰写，重点介绍学术发展历史和最新研究进展，并提供具体临床实践指导。临床疾病上千种，丛书拟以每年百种以上规模持续出版，高时效性地整体展示我国临床研究和实践的最高水平，不能不说是一个重大和艰难的任务。

我浏览了丛书中已经完稿的几本书，感觉都写得很好，既全面阐述了有关疾病的基本知识及其来龙去脉，又介绍了疾病的最新进展，包括笔者本人及其团队的创新性观点和临床经验，学风严谨，内容深入浅出。相信每一本都保持这样质量的书定会受到医学界的欢迎，成为我国又一项成功的优秀出版工程。

《中国医学临床百家》丛书出版工程的启动，是我国现代医学百年进步的标志，也必将对我国临床医学发展起到积极的推动作用。衷心希望《中国医学临床百家》丛书的出版取得圆满成功！

是为序。

作者简介
Author introduction

马全福，毕业于北京首都医科大学临床医学系，硕士研究生学历，主任医师，教授，研究生导师，文职二级，技术四级。从事泌尿外科和男科专业工作40年，侧重泌尿外科疑难疾病、男科学及前列腺疾病的诊治，在肾移植及男科学方面有一定知名度。任中国人民解放军总医院第三医学中心（原中国人民武装警察部队总医院）南楼三科主任、医疗技术专家委员会委员。享受国务院政府特殊津贴和军队优秀专业技术人才津贴。

曾任国际亚健康协会生殖医学专业委员会主任委员，全国门急诊管理专业委员会秘书长，武警部队门诊管理专业委员会主任委员，全军科技干部考核命题委员会委员，武警部队专业技术职称评审委员会委员，中华医学会、北京市医学会、武警部队医疗事故鉴定委员会专家，武警部队评残专家委员会主任委员，中华宋庆龄国际基金会专家委员会委员，国际抗衰老医学研究会委员，中华医学会科学普及分会指导委员会专家等职务。担任《美国世界医院管理与临床杂志》副主编，以及《中华保健医学杂志》《中国微创外科杂志》《临床泌尿外科杂志》

《武警医学》《中华临床医生杂志(电子版)》《医学参考报》《中华灾害医学救援杂志》编委。

主编著作16部,其中《外生殖器疾病诊治图解》《前列腺增生与慢性前列腺炎》《前列腺病患者99个不宜》《性病自我防治》《中老年性保健与健康长寿》《前列腺疾病防治专家谈》《现代医院门诊管理》《前列腺炎马全福2019观点》《良性前列腺增生马全福2019观点》《前列腺癌马全福2020观点》《精索静脉曲张与男性不育症马全福2020观点》等著作有一定学术价值。参编著作13部,发表医学文章200篇,获省部级科技进步奖21项,其中一等奖1项、二等奖7项。获国家专利4项。被中国人民武装警察部队总部表彰为十大科技支边先进个人、尊干爱兵先进个人、优秀党务工作者。2003年被北京市表彰为抗击"非典"先进个人,荣立三等功2次。被中国人民武装警察部队总医院表彰为优秀党务工作者、科技先进工作者、"白求恩杯"先进个人等,被授予杰出贡献奖。

前言
Foreword

根据有关数据表明，阴茎海绵体硬结症发病率为 0.4%～9.0%，其 30～39 岁发病率为 1.5%，40～59 岁为 3.0%，60～69 岁为 4.0%，70 岁以上为 6.5%～9.0%，且勃起功能障碍和糖尿病患者发病率远高于一般人群。多数学者认为，该病的实际发病率要高于报道的数字，因为研究者未能观察到亚临床症状的白膜纤维病变。另外，由于饮食等生活习惯的改变、代谢性疾病的增加，以及人们对性观念、性行为和性模式的转变和解放，预计该病的发病率会显著上升。阴茎海绵体硬结症患者典型的主诉有 4 条：勃起疼痛、勃起时阴茎变形、阴茎体出现斑块或硬结、勃起功能障碍。该疾病可对患者造成严重危害，多数患者就诊时病情已经是晚期。因此，阴茎海绵体硬结症这一疾病如何早期发现、早期治疗，是我们泌尿外科医生亟须解决的问题。

纵观市面上有关泌尿外科的图书，发现至今没有一本系统介绍有关阴茎海绵体硬结症的图书，科普文章也甚少。笔者将自己对阴茎海绵体硬结症的研究及临床经验结合起来，重点参考了近年来国内外有关新理论、新知识，以及临床治疗方面的新技术、新方法等，本着"预防为主、早期诊断、正确治疗"的原则，从阴茎的解剖及生理开始，详细论述了阴茎海绵体硬结症的基础理论知识、临床研究进展，重点介绍了阴茎海绵体硬结症的流行病学与病因学、诊断与所面临的困难、预防及治疗进展、与其他疾病的相关性等。本书避开繁琐的传统著书模式，采用标题即为观点的鲜明格式，内容全面系统，深入浅出，通俗易懂，非常便于临床医生及患者学习和理解。

在人类发展的历史中，一个人对某种疾病的认识极其有限，每一本医学书都是在前辈们研究的基础上，作者用自己的临床实践和认识去补充或证明。本书所谓"观点"只是笔者根据自己的临床经验对该疾病的新信息、新技术、新观点进行的整合、分析与解读，并非前沿知识的综述与讲座。医学书的意义和生命因为读者而变得丰富多彩，愿此书对泌尿外科医生、男科医生、中基层医务人员、医学生、患者及家属有所裨益和参考。由于笔者水平有限，对新知识的理解和应用难免存在不全面和疏漏，文中不妥或错误之处望各位读者批评指正，不吝赐教！

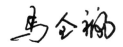

目 录
Contents

男性外生殖器的分化与解剖学 / 001

    1. 生殖器官未分化期 / 001

    2. 男性外生殖器分化期 / 002

    3. 男性外生殖器包括阴阜、阴囊和阴茎 / 003

    4. 男性尿道与阴茎密切相关 / 020

阴茎勃起的解剖学与生理学 / 030

    5. 阴茎勃起的动脉和静脉 / 030

    6. 阴茎海绵体的神经解剖学 / 031

    7. 阴茎勃起功能与神经支配 / 032

    8. 阴茎勃起的血流动力学 / 035

    9. 阴茎勃起的过程与生理机制 / 037

    10. 阴茎海绵体平滑肌细胞钙信号通路与阴茎勃起 / 038

    11. 一氧化氮是阴茎勃起的关键性神经递质 / 040

阴茎海绵体硬结症的流行病学与病因学 / 042

    12. 阴茎海绵体硬结症的命名与定义 / 042

    13. 阴茎海绵体硬结症的流行病学与危险因素 / 043

阴茎海绵体硬结症的病理生理学 / 048

14. 阴茎海绵体硬结症的异常可归因于白膜独特的解剖结构 / 048

15. 阴茎海绵体硬结症导致勃起功能异常的因素 / 050

阴茎海绵体硬结症的诊断与所面临的困难 / 051

16. 阴茎海绵体硬结症患者的表现多样而复杂 / 051

17. 阴茎海绵体硬结症患者中80%有勃起功能障碍 / 053

18. 阴茎海绵体硬结症的临床分期与诊断 / 054

19. 超声检查是诊断阴茎海绵体硬结症的首选影像学方法 / 058

20. 磁共振检查阴茎海绵体硬结症具有良好的应用价值 / 062

21. 血管性阴茎勃起功能障碍的CT检查 / 066

22. 阴茎海绵体硬结症引起勃起功能障碍的鉴别诊断 / 067

23. 阴茎海绵体硬结症引起阴茎弯曲的鉴别诊断 / 080

24. 阴茎结节常见疾病的鉴别诊断 / 084

阴茎海绵体硬结症的药物治疗进展 / 095

25. 口服药物治疗阴茎海绵体硬结症 / 096

26. 硬结内注射药物治疗阴茎海绵体硬结症 / 099

27. 经皮电离子渗透疗法治疗阴茎海绵体硬结症 / 106

28. 外用药物治疗阴茎海绵体硬结症 / 107

体外冲击波治疗阴茎海绵体硬结症存在争议 / 109

29. 体外冲击波治疗阴茎海绵体硬结症的原理 / 109

30. 体外冲击波治疗阴茎海绵体硬结症的疗效与现状 / 111

热疗与真空负压治疗阴茎海绵体硬结症 / 114

31. 热疗治疗阴茎海绵体硬结症的报道 / 114

32. 真空负压治疗阴茎勃起功能障碍的疗效 / 115

放射治疗阴茎海绵体硬结症 / 117

33. 单纯放射治疗阴茎海绵体硬结症 / 117

34. 放射联合局部注射药物治疗阴茎海绵体硬结症 / 117

中医治疗阴茎海绵体硬结症的进展 / 119

35. 阴茎海绵体硬结症的病因病机 / 119

36. 中西医结合治疗阴茎海绵体硬结症的效果 / 121

干细胞治疗阴茎勃起功能障碍还有一段漫长的征途 / 125

37. 干细胞的基本概念 / 125

38. 间充质干细胞治疗勃起功能障碍尚处于早期阶段 / 127

39. 脂肪来源干细胞治疗阴茎勃起功能障碍有其独特的优势 / 128

阴茎海绵体硬结症手术治疗进展 / 130

40. 阴茎白膜缩短术是一种安全的手术方式 / 131

41. 硬结斑块切除白膜延长术 / 134

42. 斑块切开白膜延长术 / 136

43. 阴茎白膜补片修复术常用的移植物 / 137

44. 阴茎假体植入术适用于严重阴茎弯曲和勃起功能障碍者 / 138

参考文献 / 140

出版者后记 / 153

男性外生殖器的分化与解剖学

1. 生殖器官未分化期

　　胚胎的遗传性别虽由受精时与卵子结合的精子种类来决定，但在胚胎早期，男性和女性的生殖系统是相似的，这段时间我们称为生殖器官未分化期。到胚胎第 7 周，生殖腺才开始有性别的形态学特征；第 9 周，外生殖器才能辨认出性别。因此，生殖器可分为性未分化期和性分化期两个阶段。生殖器官未分化期在胚胎第 5 周初，尿生殖膜的头侧形成一隆起，称生殖结节。生殖结节的两侧各有两条隆起，内侧的较小，为尿生殖褶，外侧的较大，为阴唇阴囊隆起。尿生殖褶之间的凹陷为尿道沟，沟底覆有尿生殖膜，第 7 周时，该膜破裂。此时仍无性别区分，至第 8 周后才逐渐分化明显（图 1）。

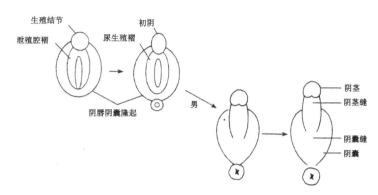

图1　尿生殖褶和生殖膨大

2. 男性外生殖器分化期

人胚第10周，在雄性激素的作用下，外生殖器向男性发育。生殖结节伸长形成阴茎，两侧的尿生殖褶沿阴茎的腹侧面，从后向前合并成管，形成尿道海绵体部。左右阴唇、阴囊隆起移向尾侧，并相互靠拢，在中线处愈合成阴囊。两侧的尿道皱襞之间形成沟状形，称为尿道沟。此后初阴体进一步延长形成阴茎，尿道皱襞和尿道沟被拖长。随后在阴茎的近端部分，尿道沟底即尿生殖膜裂开；在阴茎的远端部分，尿道沟底的细胞和尿生殖板中心的细胞变性，使尿道沟变深。尿道皱襞渐渐向正中汇合，形成管状，即形成了阴茎部尿道，表面遗留下的合并线即成为阴茎缝。在胚胎3个月时，阴茎的顶部外胚层向内增生形成上皮细胞索状物即阴茎头板，阴茎头板突入阴茎头，与阴茎部尿道相连，此外，胚层索状物再进一步发育成为管状形成阴茎头部尿道，使尿道外口移位到阴茎头顶端（图2）。阴茎体的皮肤在阴茎头处形成皮肤反折，覆盖在阴茎头上，即为包皮。包皮腹侧面中央与阴茎分离不完全，形成一个纵皱襞，即包皮系带。

初阴体内的间充质分化为阴茎海绵体及尿道海绵体。原在腹股沟区生殖结节两旁的生殖隆突逐渐移向尾端在中线合并形成阴囊，阴囊内部由阴囊隔分为两半，表面遗留的合并痕迹即为阴囊缝。此时，正常的新生儿尿道已发育完整（图2）。若尿生殖沟发育异常未能融合，即形成各种类型的尿道下裂及先天性尿道瘘。若泄殖腔与生殖结节发育不协调，则形成尿道上裂或膀胱外翻。

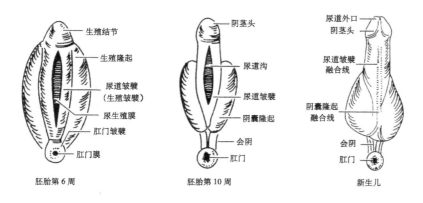

图2　男性阴茎、阴囊的形成

3. 男性外生殖器包括阴阜、阴囊和阴茎

男性生殖器分为内生殖器和外生殖器，内生殖器包括睾丸、

输精管和附属腺体；外生殖器包括阴阜、阴囊和阴茎（图3）。以下详细介绍男性外生殖器。

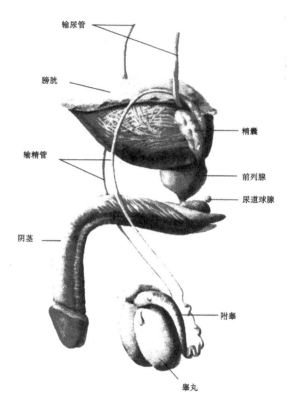

图3 男性生殖器解剖图（彩图见彩插1）

（1）阴阜

阴阜位于耻骨联合前面，其上方有一横沟，名耻骨，在小儿和肥胖的成人较为明显，借此沟，阴阜与腹部分界。两侧以腹股沟与股部分界，其下方有阴茎和阴囊。阴阜由皮肤及丰富的皮下脂肪构成。成人皮肤生有阴毛，向上可延至脐部，分布范围常呈菱形状。阴阜的皮下组织内有皮脂腺及汗腺。中年以后皮下脂肪减少，其隆起也随之变得不太明显。阴阜的血管主要有阴部外动脉分布，其静脉与同名动脉相伴行，注入大隐静脉。淋巴管入腹股沟下浅淋巴结。神经主要有髂腹股沟神经分布。

(2) 阴囊

1) 阴囊的形态和结构：阴囊为阴茎根与会阴间的皮肤囊袋，容纳睾丸、附睾和精索下部（图4）。阴囊在神经的调节下，常随温度的变化而改变其大小。一般情况下处于收缩状态，皮肤出现皱襞。当外界或体内温度增高时，或在老年人及体弱者，阴囊伸展呈松弛状态，其皱襞消失。在寒冷的环境中，或在青年人及强壮者，阴囊常处于缩小状态，出现皱襞，且与睾丸紧贴。阴囊的收缩和舒张，可以调节阴囊内容物的温度，适于精子的生长和发育。在阴囊正中线上有一条缝线，名阴囊缝，为左、右阴囊隆起愈合的痕迹。前达阴茎根，连于阴茎缝，后至会阴中线，接会阴缝。阴囊被阴囊缝分为左右两部分，左侧部分常较右侧的稍低，与较长的左侧精索相适应。

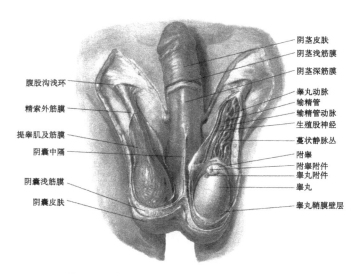

图 4　阴囊的形态和结构（彩图见彩插 2）

2）阴囊的构造：阴囊壁由外向内可分为 6 层（图 5、图 6）。

皮肤：薄而柔软，由于含有大量的弹性纤维而富有伸缩性。皮肤有色素沉着，呈暗褐色，生有稀疏而弯曲的阴毛，含有汗腺和皮脂腺。皮下缺乏脂肪组织，故与第 2 层更加紧密。

肉膜：由稀疏的平滑肌纤维和致密的结缔组织及弹性纤维构成，形成一肌性囊，厚 1～2 mm。此层相当于皮下组织，但缺乏脂肪，故与皮肤紧密结合。其内面借疏松结缔组织与深部结构相连结，因而容易移动。肉膜在阴囊正中面上参与阴囊中隔的构成。阴囊中隔由阴囊壁（除皮肤外）的各层构成，将阴囊腔分隔成左右两腔，各容纳本侧的睾丸、附睾和精索的下部。肉膜向上续于阴茎浅筋膜、腹前壁浅筋膜，向后连于会阴浅筋膜，向两侧附着于耻骨弓。

提睾肌筋膜：又称精索外筋膜，菲薄，由含有胶原纤维的结缔组织构成。起于腹股沟管皮下环的边缘，为腹壁深筋膜浅层和腹外斜肌腱膜的直接延续。其与肉膜连结疏松。当尿道损伤发生尿外渗时，尿液可浸入肉膜与提睾肌筋膜间的间隙内。

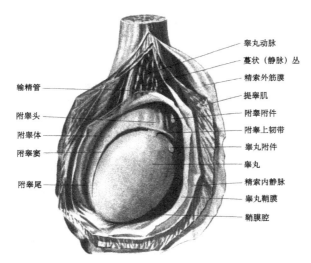

图 5　阴囊的层次（彩图见彩插 3）

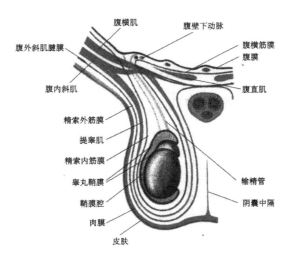

图 6　阴囊的冠状切面（示层次关系）（彩图见彩插 4）

提睾肌：主要由肌纤维束构成，肌束间借结缔组织连结。肌束来自腹内斜肌和腹横肌下部的肌纤维，随精索通过腹股沟管皮下环（外环），向下包绕精索、睾丸和附睾。此肌束收缩，可上提睾丸。临床所做的提睾反射和射精前的睾丸上提，都是通过此肌束收缩完成的。

睾丸精索鞘膜：又名精索内筋膜，在提睾肌的深面，为腹横筋膜的延续。其内有少量的平滑肌纤维，为睾丸和精索被膜中最牢固的部分，愈近腹股沟管愈疏松，精索内筋膜借疏松结缔组织与睾丸固有鞘膜相连。

睾丸鞘膜：居最内层，是腹膜的延续，呈双层囊状包围睾丸和附睾。该膜分壁、脏两层，壁层贴于睾丸精索鞘膜的内面，脏层包于睾丸表面（睾丸后缘除外）及附睾的一部分。壁、脏两层在睾丸后缘，借睾丸系膜相移行。两层之间的腔隙为鞘膜腔，内含少量浆液，适于睾丸在阴囊内活动。在胎儿期间，此腔与腹膜腔交通，出生后腹膜鞘突的根部逐渐闭锁，形成鞘韧带（鞘突残物），因此，此腔与腹膜腔间的交通完全隔断。若腹膜鞘突未闭锁，腹膜腔与鞘膜腔仍互相交通，则腹腔液可经未闭锁的腹膜鞘突流入鞘膜腔，这种现象叫先天性鞘膜积液。腹膜鞘突精索部可出现部分性闭锁，如下部闭锁，而上部开放，则形成精索鞘膜积液。

3）阴囊的血管和淋巴管阴囊：①动脉：较多，有阴部内动脉的阴囊后动脉、阴部外动脉分支的阴囊前动脉及腹壁下动脉分支的精索小动脉。阴囊前动脉分布于阴囊前部及阴茎根附近的皮肤。阴囊后动脉分布于阴囊后部的皮肤及阴囊隔。精索外动脉分布于提睾肌筋膜、提睾肌、睾丸精索鞘膜及睾丸鞘膜，其中分布于提睾肌的分支名提睾肌动脉。上述这些动脉，在阴囊壁内彼此相互吻合（图7）。②静脉：形成静脉网，汇集成与同名动脉伴行的静脉。除阴部外静脉注入大隐静脉外，其余的均注入阴部静脉丛，或经阴部内静脉注入髂内静脉。③淋巴管：注入腹股沟下浅淋巴结和深淋巴结。

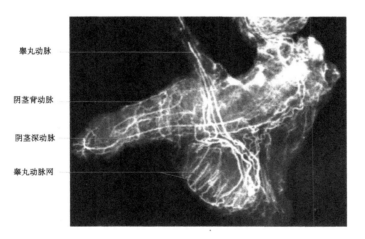

图7　男性外生殖器动脉造影图像

4）阴囊神经：有髂腹股沟神经、生殖股神经的生殖支、会阴神经的阴囊后神经及股后皮神经的会阴支等。阴囊前1/3主要由来自髂腹股沟神经和生殖股神经的会阴支分布，阴囊后2/3主要由会阴神经的阴囊后神经和股后皮神经的会阴支分布。肉膜由来自腹下丛的交感神经分支分布。

（3）阴茎

1）阴茎的形态：阴茎分三部分，即阴茎根、阴茎体及阴茎头，全长约8.0 cm，周径8.1 cm左右。其实质主要由勃起组织阴茎海绵体构成。阴茎前上面，命名为阴茎背；后下面命名为尿道面，中线上有富于色素的缝线，叫阴茎缝，向后连于阴囊缝（图8）。

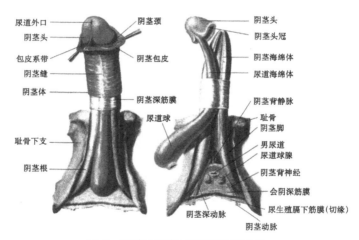

图8　阴茎的形状（彩图见彩插5）

阴茎根：在会阴部尿生殖三角内，表面被阴囊及会阴皮肤覆盖，并固定于耻骨弓边缘及尿生殖膈，故称此部为固定部，包括阴茎海绵体脚及尿道球部。

阴茎体：呈圆柱状，外面包裹阴茎皮肤，悬垂于耻骨联合的前下方，内有阴茎海绵体和尿道海绵体的大部。阴茎勃起时，阴茎变得粗硬而长,阴茎背朝向后上方,尿道面朝向前下方。因此,又称阴茎体为可动部位。

阴茎头(龟头):为阴茎末端,呈蕈状膨大,由尿道海绵体的前端膨大而成。外面有阴茎包皮,阴茎头的尖端有尿道外口。阴茎头底部的游离缘凸隆,名阴茎头冠,冠后的较细部名阴茎颈,为头与体的移行部,临床上又称为冠状沟部。

2)阴茎的构造:阴茎主要由皮肤、筋膜和海绵体组成(图9)。

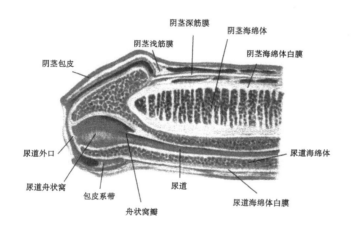

图9 阴茎体与阴茎头的结构(矢状切面)(彩图见彩插6)

皮肤:阴茎的皮肤很薄,在表皮的基底层含有色素,呈棕褐色,薄而柔软,富于伸展性。因其与阴茎深筋膜间,借阴茎浅筋膜疏松相连,所以阴茎皮肤的活动度极大。阴茎根部的皮肤生有稀疏的阴毛。真皮乳头较高。阴茎的皮下缺少脂肪。汗腺较发达,有皮脂腺。阴茎头部皮肤形成双层的皱襞称为包皮,由内外两层皮肤构成。外层与一般的阴茎皮肤无异，而内层，形似黏膜，呈淡红色、湿润、细薄而柔软，邻接在阴茎头表面，于阴茎颈处移行于阴茎头的皮肤。阴茎头的皮肤极薄，并与阴茎头牢固联结在一起，阴茎头皮肤在尿道外口处，移行于尿道黏膜。包皮内外层的前端相移行，形成的游离缘，围成一个口，叫包皮口。包皮内层与阴茎头皮肤之间的狭窄裂隙名包皮腔，其内可存有包皮垢，主要由包皮腺的分泌物、脱落的上皮和尿垢所形成。包皮腺为高度分化的小皮脂腺，位于包皮内，开口于包皮内面，分泌物为淡黄色脂肪样物质，具有异臭味。在儿童，包皮腔内的包皮垢可形成包皮垢结石。在阴茎头腹侧中线与阴茎包皮之间，有一条呈矢状位的皮肤皱襞，叫包皮系带，其前端可达尿道外口附近，向后移行于阴茎缝。

幼儿的阴茎包皮往往较长，包裹整个阴茎头，而且包皮口较小。随着年龄的增长，包皮逐渐向阴茎头冠处退缩，包皮口也随之扩大，因而，成人阴茎头，多数均露于包皮口的外面。正常成人的包皮能退缩到阴茎颈，显露阴茎冠状沟部位。包皮口甚小，包皮完全包裹阴茎头，并且不能上翻转者，称为包茎，有的会影响患儿排尿。包茎者包皮腔内易储存污物，而这种污物的长期刺激可能是发生阴茎癌的诱因之一。

包皮是在第 8 周开始发育的。首先在阴茎的两侧出现包皮褶，它们在冠状沟近端背侧汇合形成扁平嵴。在嵴形成的同时，上皮增生进入包皮褶的基底部,形成阴茎头板,它增生活跃,近端边缘因细胞增生而增厚。在1周内,阴茎头板增生将外皮褶往前卷起,盖过阴茎头基部而形成位于冠状沟和新生包皮之间的包皮沟。在沟的近端,包皮褶上皮与阴茎头板之间的间充质变得活跃而与阴茎头板上皮相连接。包皮褶间的间充质与阴茎头板的外胚层迅速增生,促使包皮褶往远处移动,一直持续到覆盖住除阴茎头腹侧外的所有阴茎头表面为止。阴茎头腹侧表面不能覆盖是因为有较迟闭合的尿道沟阻挡。第12周,远段尿道已形成,扁平的包皮褶不仅盖住了整个阴茎头,并且因间充质的持续增生也盖住了尿道口。位于包皮与阴茎头间的单层上皮分化为双层上皮,并从远端开始分层形成包皮阴茎头间隙,此过程持续到出生(图10至图13)。

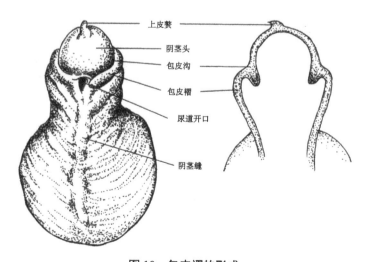

图10 包皮褶的形成

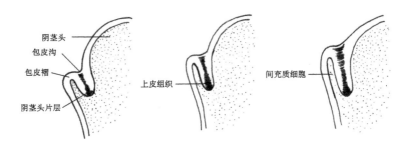

图11　阴茎头片层的增殖

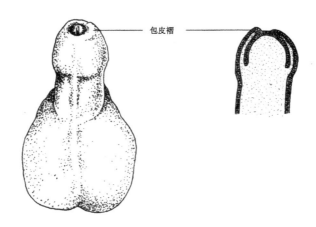

图12　包皮的被盖

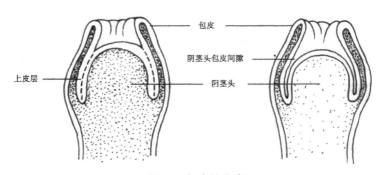

图13　包皮的分离

阴茎的筋膜：在阴茎海绵体和尿道海绵体的表面，包有共同的结缔组织膜。阴茎的筋膜分浅、深两层，浅层为阴茎浅筋膜，主要由疏松结缔组织构成，内含少量平滑肌纤维，但缺乏脂肪。阴茎浅筋膜自阴茎根部向周围分别移行于阴囊肉膜、会阴浅筋膜、腹前壁浅筋膜。深层为阴茎深筋膜。两层筋膜至阴茎颈附近逐渐薄弱，以至消失（图14）。

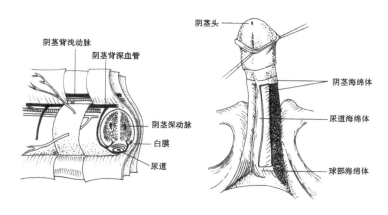

图14　阴茎的血管神经及其被膜

阴茎海绵体：包括阴茎海绵体和尿道海绵体（图15）。阴茎海绵体似圆柱状，左右各一，二者对称，构成阴茎体的主体。阴茎海绵体前后两端尖锐，后端叫阴茎海绵体脚，附于坐骨支和耻骨下支的边缘，被坐骨海绵体肌遮盖。两脚斜行至中线，在耻骨联合下缘附近互相结合，向下前方弯曲，而移行于阴茎海绵体的体部，进一步向下延伸达阴茎头底部的后方。两阴茎海绵体的中间有由结缔组织构成的中隔，名阴茎中隔。阴茎海绵体尖锐的前端嵌入阴茎头底面的凹陷内。在两条阴茎海绵体相邻侧愈合处的背面和腹面各有一沟。背侧沟较浅，叫阴茎背侧沟，沟的中央有1条阴茎背静脉，静脉的两侧有阴茎背动脉和阴茎背神经与之伴行；腹侧沟较深，为尿道沟，容纳尿道海绵体。

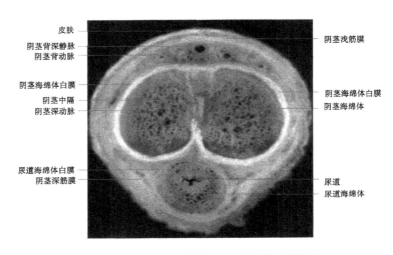

图15　阴茎的结构（横断面）（彩图见彩插7）

尿道海绵体位于阴茎海绵体下面的尿道沟内，尿道贯穿其全长。尿道海绵体呈圆柱状，较阴茎海绵体细。其后端膨大，叫尿道球，大小似莲子，位于两阴茎海绵体脚之间，包于球海绵体肌内，与尿生殖膈下筋膜附着，后上面有尿道穿入其内。尿道球向前上方变窄，然后弯向下前方，移行于尿道海绵体的体部。该海绵体由后向前逐渐变细，至前端显著膨大，构成阴茎头。阴茎头腹侧面（下面）的中线处有一纵行浅沟，沟与尿道之间有阴茎头中隔，将阴茎头腹侧部分为左右两部。阴茎头底面凹陷，阴茎海绵体前端嵌入其内。

阴茎海绵体和尿道海绵体的外周，分别被覆一层富于伸展性的纤维组织膜，前者称为阴茎海绵体白膜，后者称为尿道海绵体白膜。阴茎海绵体白膜分别包裹两个阴茎海绵体，该膜由浅、深两层纤维组织构成。浅层为纵行纤维，共同包绕两个阴茎海绵体；深层为环行纤维，分别包裹每个阴茎海绵体，并形成阴茎中隔，至阴茎末端，隔间常有空隙，使两个海绵体彼此相通。隔的后部较厚而完整，但在阴茎头处，并无白膜包裹，而直接由皮肤被覆。

海绵体为勃起组织，系由中隔发出的许多片状或柱状小梁及小梁间的腔隙而成。小梁间的腔隙称海绵体腔隙，彼此相通，被覆有内皮并与血管相连。小梁内含有丰富的静脉丛。阴茎海绵体中央部的腔隙较大，周围则较小。尿道海绵体内的腔隙则大小相仿。小梁由结缔组织、弹性纤维和平滑肌构成，并彼此交织成网，其中有迂曲的血管，名为螺旋动脉。动脉管壁厚薄不一，增厚的内膜，形成纵行隆起突入管腔，与动脉长轴平行并略呈螺旋状排列，具有瓣膜作用。动脉壁的平滑肌通常收缩，管腔闭塞，减少血流的运输量。阴茎勃起是由于螺旋动脉及小梁内平滑肌松弛，螺旋动脉舒张而充血所致。尿道黏膜形成许多不规则皱襞，上皮呈复层柱状，部分上皮深入到海绵体内形成尿道腺。

海绵体的发生始于胚胎第3周，来自于发育成阴茎的间充质。阴茎海绵体由生殖结节中细胞团发育形成，尿道海绵体和阴茎头则由尿生殖窦的远端和尿道褶发育而成，随后形成勃起组织的血管穿入这些海绵体。第14周，阴茎发育加快，新生儿随即形成了与成人一致的阴茎结构。

3）阴茎的固定装置：阴茎的固定装置包括阴茎系韧带（浅韧带）和阴茎悬韧带（深韧带），将阴茎根固定于耻骨联合前方。阴茎的韧带由阴茎筋膜延续而来，由含大量弹性纤维的结缔组织构成。阴茎系韧带位置较浅，由弹性纤维束构成，起自腹白线的下端，向下分为两束，经阴茎根的两侧并与阴茎筋膜附着，至阴茎下面，两束汇合，并与阴囊隔相连结。阴茎悬韧带位于阴茎系韧带的深部，呈三角形，由致密的纤维束构成。起自耻骨联合前下面的下部，向下附着于阴茎筋膜。

4）阴茎的血管、淋巴管及神经：阴茎的动脉、静脉、淋巴管及神经分布较为复杂（图16）。

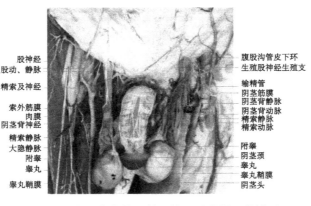

图16 阴茎、睾丸的血管和神经（彩图见彩插8）

阴茎的动脉：阴茎的皮肤有阴囊前、后动脉分布。尿道海绵体由尿道球动脉和尿道动脉分布。阴茎海绵体由阴茎深动脉和阴茎背动脉供应，二动脉彼此吻合。阴茎背动脉行于阴茎背侧沟内，分支营养阴茎海绵体及阴茎的被膜，其末端与对侧的同名动脉吻合成弓，由弓发出分支营养阴茎头及包皮（图7、图14）。阴茎背动脉和阴茎深动脉进入阴茎海绵体后，沿海绵体小梁分布，其中有些小动脉终于海绵体毛细血管网或直接开口于海绵体腔隙内；另一些小动脉螺旋状弯曲并扩张成螺旋动脉，直接开口于海绵体腔隙。螺旋动脉发出毛细血管营养海绵体小梁。在阴茎头，尿道动脉、阴茎背动脉及阴茎深动脉形成致密的吻合网。因此，阴茎头的血液供应是极其丰富的。

阴茎的静脉：阴茎皮肤的血液经阴茎背浅静脉注入阴部外静脉。阴茎头和阴茎海绵体的一些小支静脉由阴茎背面穿出，另一些则由阴茎海绵体的腹面穿出，均汇入阴茎背深静脉。从阴茎海绵体下面穿出的小静脉还接受来自尿道海绵体的小支静脉，经阴茎海绵体的两侧至阴茎背侧，再汇入阴茎背深静脉。阴茎背深静脉经耻骨弓韧带和尿生殖膈前缘之间进入盆腔，分为左、右两支，入前列腺静脉丛和阴部静脉丛。阴茎背深静脉于耻骨联合下缘附近与阴部内静脉吻合。阴茎深静脉收集阴茎海绵体腔隙的血液注入阴部内静脉。

阴茎的淋巴管：阴茎的淋巴管分浅、深两组。浅组淋巴管收集包皮、阴茎皮肤及阴茎筋膜的淋巴，与阴茎背浅静脉伴行，分别注入腹股沟下浅淋巴结。深组淋巴管收集阴茎头和阴茎海绵体的淋巴，经阴茎筋膜深面，与阴茎背深静脉伴行，注入腹股沟下深淋巴结。

阴茎的神经：阴茎的神经主要来自 S2~S4 神经，通过阴部神经和盆腔神经丛（盆丛）至阴茎。其包括交感神经和副交感神经，沿血管分布于阴茎海绵体。交感神经的分支形成阴茎海绵体丛，调节阴茎勃起。副交感神经是阴茎勃起的主要神经，故又名勃起神经。

关于阴茎神经的分布，除阴茎根部的感觉由髂腹股沟神经支配外，其余部分均有阴茎背神经分布，故做包皮环切手术时，多在阴茎根部施行阻滞麻醉。在阴茎头和尿道球处，有环层小体与感觉神经纤维分布，其对性感觉有重要作用。

4. 男性尿道与阴茎密切相关

男性尿道除有排尿功能外，还有排出精液的功能。它起于膀胱的尿道内口，终于阴茎头处的尿道外口，全长 16～22 cm，管径为 0.5～0.6 cm。由于尿道具有伸展性，临床上使用尿道探查器时，其直径可达 1 cm。新生儿尿道长 5～6 cm。尿道内腔除排尿和排精时扩张外，平时闭合呈裂隙状（图17、图18）。

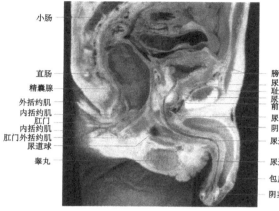

图 17　男性盆腔与尿道（矢状切面）（彩图见彩插 9）

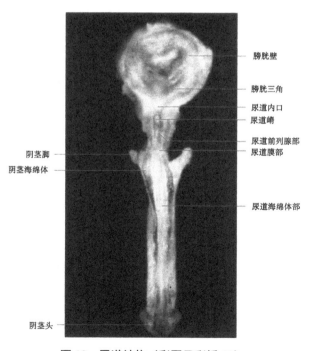

图 18　尿道结构（彩图见彩插 10）

(1) 男性尿道的组成

男性尿道全长分为壁内部、前列腺部、膜部及海绵体部。临床上称壁内部、前列腺部和膜部为后尿道，海绵体部为前尿道。

尿道壁内部：此部最短，长约 1 cm，起自尿道内口，为穿经膀胱壁的部分，周围环绕着由平滑肌构成的膀胱括约肌（尿道内括约肌）。

尿道前列腺部：为通过前列腺内的一段，长约 2.5 cm，与前列腺长径一致。上接尿道壁内部，自前列腺底进入，向前下方斜贯前列腺，由前列腺尖穿出后，移行于尿道膜部。其口径以中部最大，是尿道最宽阔处；下端与尿道膜部相接。在横断面上观察，此段尿道为凸向前方的蹄铁形间隙。其后壁有一狭窄的纵嵴，叫尿道嵴。尿道嵴的中部，有一纺锤状的隆起，叫精阜，长约 1.5 cm，高和宽度分别为 0.3 cm 和 0.5 cm；在精阜的中央，有一较大的孔，自此通入一小盲囊，名前列腺小囊，位于前列腺中叶的后外侧部，长约 0.6 cm，在黏膜面上，有多数小黏液腺的开口。前列腺小囊是副中肾管远侧部退化的残留物，与女性的阴道和子宫同源，故又名男性子宫或男性阴道。在前列腺小囊开口的两侧，各有一小孔，为射精管开口。尿道两侧的凹陷，名前列腺窦。精阜及窦底的黏膜面上有多数小口，为前列腺排泄管的开口（图 19）。

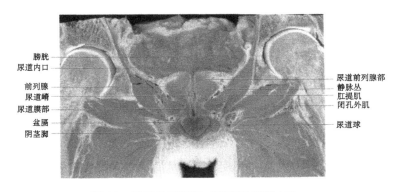

图 19　尿道前列腺部（彩图见彩插 11）

尿道膜部：为穿过尿生殖膈的一段，长约 1.2 cm，是尿道的最狭窄部，位于前列腺与尿道球之间，自后上向前方延伸，形成向前上方的凹陷。贯穿尿生殖膈处，被尿道膜部括约肌和会阴深横肌环绕。此二肌收缩，可约束尿道，阻止尿液排出。膜部虽然最狭窄，但其扩张性强，横断面呈不规则的星形。其前方有阴部静脉丛和阴茎背静脉，两侧有尿道球腺。膜部虽然扩张性较强，但由于其壁较薄，故在骑跨伤中或用器械导尿或扩张尿道时易于损伤，而造成尿道断裂或尿道破裂。膜部的下端距尿道外口约 15 cm，因此，做膀胱镜检查或导尿时，当器械插入至 15 cm 处时，应特别注意插入的手法要轻柔，插入的速度要缓慢，以防损伤尿道膜部。

尿道海绵体部：是尿道最长的部分。起始于尿道膜部末端，终于尿道外口，长约 15 cm，贯穿于尿道海绵体。此段的起始部，位于尿道球内，称尿道球部，内腔稍扩大，名尿道壶腹，有尿道球腺排泄管的开口。尿道球部损伤是尿道损伤中最常见的，多发生于骑跨姿势会阴部碰击于硬物上而将尿道球部压伤。闭合性尿道损伤合并尿潴留的患者，如强力排尿时，可发生尿外渗。尿液可沿会阴浅筋膜和腹壁浅筋膜深层的深面向上蔓延，扩展至会阴部、阴囊、阴茎和脐以下腹前壁的疏松结缔组织中，进而可发生尿性蜂窝组织感染和坏死。尿道海绵体部的中部较狭窄，直径约 0.6 cm。海绵体部的末端，位于阴茎头内，管径扩大，称尿道舟状窝。从舟状窝向外至尿道外口，又逐渐缩小，为尿道的狭窄部之一。在舟状窝后部的前壁上，有一瓣状的黏膜皱襞，名舟状窝瓣。在尿道黏膜下层内，有许多黏液腺，叫尿道腺，以尿道前壁内最多。其排泄管开口于黏膜表面，呈现许多针尖样大小不等的小窝，名尿道陷窝。约于耻骨联合后下方 2.5 cm 处，在尿道海绵体部与尿道膜部相接处，管壁最薄，尤其是前壁，只有疏松结缔组织包绕，因此此处易发生损伤。

（2）男性尿道的结构

男性尿道各部的组织结构可分为黏膜层、黏膜下层和肌膜层三层。

黏膜层：前列腺部的上皮与膀胱相似，为移行上皮，膜部及海绵体部则为复层或假复层柱状上皮，至舟状窝处变成复层扁平上皮，与阴茎头表面上皮相连续。上皮表面常有分散的杯状细胞。尿道上皮下陷形成尿道腺，此为黏液腺。尿道黏膜形成一些皱襞。固有膜为疏松结缔组织，含有丰富的弹性纤维网和血管。

黏膜下层：与固有膜分界不清，亦为疏松结缔组织，其中含有散在且多为纵行的平滑肌纤维。

肌膜层：前列腺部可分为内纵、外环两层。在膜部，除有以上两层外，更有一层环行骨骼肌即尿道括约肌，海绵体部只有一层环行肌。

(3) 男性尿道的特点

男性尿道的全长存在三个狭窄部和三个扩张部。三个狭窄部即尿道膜部、尿道内口和尿道外口。尿道膜部最狭小，其次为尿道外口和尿道内口。尿道有三个扩张部，分别在尿道的前列腺部、球部（尿道壶腹）及舟状窝；舟状窝为最大，球部次之，前列腺部最小。

在阴茎非勃起时，尿道出现两个弯曲，即耻骨前弯和耻骨下弯。耻骨下弯位于耻骨联合的下方，由尿道内口至阴茎悬韧带附着处，包括尿道前列腺部、膜部及海锦体部的起始部，形成凹向前上方的弯曲。此弯曲的最低点距耻骨联合下缘约 2 cm。其经过方向是首先向前下方，然后转向前上方，绕过耻骨联合下缘，达其前面。此段尿道比较固定，又名固定部，长 9.6～10.5 cm。耻骨前弯由尿道海绵体部构成，位于阴茎固定部和可动部的移行处，为凹向后下方的弯曲。将阴茎上提时，可使此弯曲消失，故又名可动部，长 6.6～7.5 cm。临床上利用耻骨前弯的可动性，将阴茎上提，使整个尿道形成一个凹侧向上的大弯曲，以利于将膀胱镜、导尿管等送入膀胱。

(4) 男性尿道括约肌

尿道内括约肌环绕膀胱颈和尿道前列腺部的上端。由膀胱壁的平滑肌纤维延续而来，形成交叉的肌纤维襻，受副交感神经和交感神经双重支配。前者可抑制运动纤维，使括约肌舒张；后者为内脏运动纤维，使括约肌收缩。尿道外括约肌环绕于尿道膜部周围。此肌受躯体神经支配，可有意识地控制排尿。

(5) 尿道的发育

在胚胎第9周时，一条矢状内脏层团块组织往前侵入生殖结节的实性中胚层核心，形成尿道板。生殖结节尾侧斜坡上的隆起为尿道褶，随着尿道板两侧间充质增生使尿道褶抬高，当抬高时，二者之间就形成尿道沟（图20）。随着覆盖于尿道沟上的外胚层逐渐退化，尿道板的内胚层便逐渐暴露，尿道板边缘逐渐与尿道沟的外胚层边缘相连。其中央内胚层退化使尿道沟逐渐加深形成第二期尿道沟（定型尿道）。覆盖于尿道沟上的外胚层逐渐退缩，暴露出夹于内胚层之间的二期尿道沟。从肛门附近开始，尿道褶加入尿道板的上方，形成尿道阴茎段，远端冠状沟处的尿道最后关闭。尿道的阴茎头段是舟状窝的组成部分，它比尿道的阴茎段形成的迟，形成的机制也不同。在外胚层逐渐侵入阴茎头形成一个腔的同时，尿道褶关闭了大部分的尿道板，外胚层侵入的基底部与尿道板的远端汇合连通。这样，远端的外胚层腔隙就与近端的内胚层尿道延续（图21、图22）。不同节段的尿道闭合障碍可出现不同类型的尿道下裂（图23）。

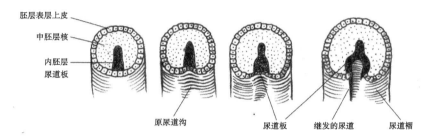

图20　尿道沟的形成

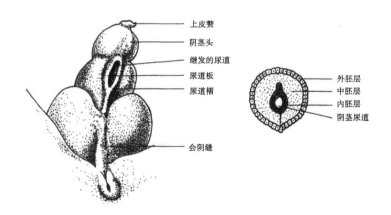

图21　尿道的闭合

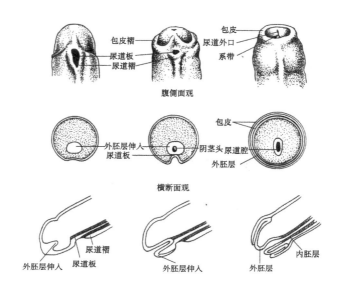

图 22　冠状沟部尿道的形成

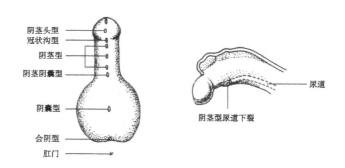

图 23　尿道下裂的分型

(6) 尿道的血管、淋巴管及神经

动脉：主要有膀胱下动脉、直肠下动脉及阴部内动脉的分支（尿道球动脉和尿道动脉）分布，它们彼此间有吻合。

静脉：汇入膀胱静脉丛和阴部静脉丛，最后注入髂内静脉。

淋巴管：注入髂内淋巴结或腹股沟下浅淋巴结。

神经：有会阴神经、交感神经及副交感神经分布。

（张　驰　林红兰　何丽霞　齐伟玲　整理）

阴茎勃起的解剖学与生理学

对于男性来说，正常的阴茎勃起与勃起消退是男性正常性功能的重要环节之一。所以，研究阴茎勃起生理对于阴茎勃起功能障碍的诊断与药物治疗具有重要意义。

5. 阴茎勃起的动脉和静脉

阴茎勃起组织包括位于阴茎背侧的一对阴茎海绵体和位于其腹侧的尿道海绵体，各自被阴茎白膜所包裹，三者由阴茎筋膜围成一体。供应阴茎血液的阴茎背动脉和阴茎深动脉（即阴茎海绵体动脉）均发自于阴部内动脉。阴茎背动脉行走于阴茎海绵体的阴茎筋膜和白膜之间；阴茎深动脉作为中心动脉，从阴茎脚进入，经阴茎海绵体导向阴茎末端。阴茎背动脉和阴茎深动脉系统之间有着众多的吻合支沟通。

对于阴茎的静脉引流尚有争论。Deysach 发现，背深静脉是尿道海绵体静脉支的延续，阴茎海绵体深静脉是阴茎海绵体主要的引流系统。其他学者认为，尿道海绵体和阴茎头的静脉引流主要通过背浅静脉，而阴茎海绵体的引流主要是背深静脉。Fitzpatrick 在对阴茎异常勃起患者的研究中，借助于尿道海绵体造影发现位于阴茎筋膜之上的背浅静脉是开放的，而阴茎海绵体造影发现位于阴茎筋膜下方的背深静脉是阻塞的，从而说明阴茎海绵体的静脉引流主要通过背深静脉。

6. 阴茎海绵体的神经解剖学

支配阴茎的外周神经包括自主神经（交感神经和副交感神经）及躯体神经（运动神经和感觉神经）。交感神经起于脊髓 T11～L2 节段，通过分支进入交感链，此后部分神经进入肠系膜下神经丛及上腹下神经丛，最后经过下腹下神经进入盆神经丛。副交感神经起源于 S2～S4 中间外侧柱神经元，其节前神经纤维通过盆神经进入盆神经丛。这里，交感神经与副交感神经汇合，再发出分支支配直肠、膀胱、前列腺和括约肌。至阴茎的神经称为海绵体神经，在前列腺包膜及膀胱直肠间隙（Denonvillier 筋膜）后外侧行走，在前列腺尖部后侧方相当于 5 点、7 点处，膜部尿道 3 点、9 点处，球部尿道 1 点、11 点处，在阴茎根部内进入阴茎海绵体及尿道海绵体。海绵体神经是一些极细的神经纤维，肉眼无法看见。放大 10 倍的外科显微镜下可找到大鼠海绵体神经，包括两条传入神经，一条是肠系膜下神经节发出的腹下神经，另一条是来自骶髓的盆神经，最大的传出支即海绵体神经，沿尿道外侧行走，且没有分支，穿过尿生殖膈后进入球海绵体肌。

在光学显微镜下，阴茎海绵体和尿道海绵体内含有许许多多的海绵窦，被含有胶原束、弹力纤维、成纤维细胞和成组平滑肌细胞的小梁所分隔。尿道海绵体内的小梁较小（因平滑肌细胞不多），静脉样的海绵窦通常较大。

近年来对阴茎的神经纤维分布做了较为深入的研究。结果表明，阴茎的神经纤维包括肾上腺素能神经（递质为儿茶酚胺）和胆碱能神经（递质为乙酰胆碱）。采用荧光技术对肾上腺素能神经作定位发现，阴茎海绵体含有许多迂回于小梁并常常达到海绵窦壁的荧光纤维，但是在尿道海绵体内的荧光纤维则很少。

7. 阴茎勃起功能与神经支配

性功能的产生需要触觉、视觉、听觉和嗅觉方面刺激的整合作用，对上述刺激的反应是建立在社会、文化和行为准则基础之上的一种识别调节。产生性兴奋的生理反应需要完整、自主的躯体神经系统。神经功能障碍是导致勃起功能障碍（erectile dysfunction，ED）的主要因素，勃起功能障碍患者中约20%伴有神经功能障碍。

阴茎的躯体感受器汇聚在阴茎背部神经，最后传入阴部神经。阴茎背神经的刺激信号通过阈值较低的阴部感觉神经纤维在海绵体神经内形成潜伏期长的神经冲动，产生多突触神经反射活动。脊髓内神经反射的传入神经通路终止于脊髓灰质腰骶段中心部位。阴部神经的躯体运动神经元则起源于脊髓 S2～S4。

来自阴茎的感觉刺激（如触摸、疼痛、加压、温度、本体感受）通过阴部神经传入脊髓，再通过脊髓丘脑束、脊髓网状通路分别传导至丘脑的后外侧、中央部及脑干网状系统。皮质刺激电位在感觉皮质中线部位最高，仅次于电刺激阴茎背神经引发的电位。脊髓内性反射活动被脑干旁巨细胞核中 5-羟色胺依赖性的紧张性抑制所调节。

下丘脑视前区内侧是勃起反应提供脊髓以上调控的重要整合部位。这一部位若损伤可阻止男性性交，但夜间阴茎勃起却不受影响。它接受感觉传入冲动包括蓝斑、来自脑前区杏仁核近内侧的 α_2-肾上腺素能抑制信号及来自多巴胺能刺激通路的刺激（中央多巴胺 D_2 受体）。视觉诱发的性刺激信号可在右侧脑岛、皮质区的右前下部及扣带回的左前区得到加强。在交合过程中，下丘脑视前区内侧接受由中脑水管周围灰质传入的信号，中脑这一区域肾上腺素能受体的密度高，该区域电解质损伤将导致交合过程加速。在性唤起的过程中，下丘脑视前区内侧亦与刺激催产素分泌的室旁核有关。

副交感神经兴奋引起阴茎海绵体平滑肌、海绵体动脉松弛，从而导致阴茎勃起。调节阴茎勃起的副交感神经中枢位于 S2～S4 节段，它可通过下腹部盆腔内脏神经及盆腔神经丛传至海绵体神经。躯体神经的刺激作用于阴部运动神经元，使球部海绵体肌和坐骨海绵体肌产生收缩，阴茎出现强直性勃起。这种强直性勃起可持续 0.6～0.8 秒，为 815 次 / 分钟的有节律性收缩。非肾上腺素能及非胆碱能神经通路诱发的阴茎勃起是由一氧化氮合酶产生的一氧化氮实现的。免疫组化研究证实了脊髓腰、骶段中一氧化氮合酶的存在。一氧化氮通过环磷酸鸟苷介导的神经通路使阴茎海绵体平滑肌及海绵体动脉松弛。交感神经兴奋引起阴茎海绵体平滑肌、海绵体动脉收缩，使勃起阴茎松弛。调节勃起阴茎松弛的交感神经纤维起源于 T11～L2 节段，通过腰内脏神经、椎前神经节、腹腔神经丛、腹下神经丛传至腹下神经。

许多神经系统疾病的易感因素均可增加阴茎勃起功能障碍发病的风险，如吸烟、高血压、糖尿病均可引起机体的血管、神经发生变化，导致脑血管意外、阴茎海绵体硬结症和阴茎勃起功能障碍的发生。作为生理性老化的一部分，阴茎感觉阈值升高、血清睾酮水平下降、阴茎一氧化氮合酶活性降低，以及人体胶原组织的改变都可引起血管阻塞性功能障碍，降低正常神经冲动的传导，因此，神经功能障碍性疾病患者发生阴茎勃起功能障碍的病理生理是多因素的。通常认为，阴茎勃起功能障碍的发生归咎于血管、神经、激素水平、心理因素等相关改变的综合作用。神经性疾病的后遗症可间接影响患者的性功能。神经系统疾病患者可出现语言、视力、听力或感觉缺陷，这些缺陷可使患者在对性暗示的理解，对性刺激的感受，对性欲望、性感觉及性兴趣方面的表达出现困难。疲劳、虚弱、共济失调、强直均可影响性功能。据报道，在多发性硬化的男性中，有疲劳症状者占47%、肌肉无力者占32%、肌肉痉挛者占10%、感觉丧失者占13%、疼痛者占16%等，这些因素均可引起性功能障碍。

8. 阴茎勃起的血流动力学

有关阴茎勃起与勃起消退的生理学，实际上是一个器官在一定容量下，所呈现的流入与流出的血流动力学变化。根据阴茎的大小，勃起时容量增加为80～200 mL，这种变化在青年人大约需要5秒，年龄较大的人则需要7分钟。当阴茎勃起时，阴茎内动脉血流量比松弛时增大许多倍，阴茎动脉4个分支的血流量也明显增加。至于勃起时阴茎内静脉是否收缩及静脉流出量是否会受到限制，尚没有确切的结论，但是，静脉外流量过大时可能导致阳痿。Newman等对志愿者及尸体做了阴茎的灌注试验，将生理盐水以20～50 mL/min的速率直接注入阴茎海绵体内，发现能产生典型的勃起，且一旦勃起发生，就可在较低流率下（12 mL/min）保持勃起。若单以婴儿血压带系在阴茎根部阻止静脉回流，阴茎即可变为青紫和水肿，并无勃起发生。

　　Hauri 等在电子显微镜下观察到平滑肌皱襞实际上是由平滑肌纤维所构成的。Tudoriu 等观察到，在勃起中起着重要作用的阴茎深动脉（供应阴茎海绵体的动脉）及功能性静脉均有着众多的平滑肌皱襞。在非勃起的正常情况下，阴茎深动脉的皱襞可减少阴茎海绵体的血流，若切开白膜，阴茎海绵体的海绵状组织很少出血，非勃起阴茎海绵体的组织氧压远低于其他组织为其佐证。因此，有人将阴茎深动脉的皱襞称为"抗勃起体"。功能性静脉内的皱襞在勃起过程中可使血液部分被阻断，故被称为"勃起体"。而在勃起过程中，只起辅助作用的阴茎背动脉仅有极小的抗勃起体，尿道海绵体动脉则没有抗勃起体，因而，在未勃起的情况下，若切开尿道海绵体和阴茎头便会有大量血液流出。

　　阴茎一旦勃起，血液的流速即降低到保持勃起压力的最小需要量，结果表明，勃起时所必需的流速为 80～120 mL/min。在阴茎坚硬前，其直径增大到出现最大周径时，尽管流速增加而海绵体内压较小并保持稳定。一旦完全坚硬，海绵体内压力迅速增加到 12 kPa 以上，当继续保持此流速时，则海绵体压力迅速增加至 26.7～40 kPa，患者立即感觉到阴茎疼痛。因此，为保持勃起时的压力，流速应保持在 20～40 mL/min。然而，产生勃起所必需的流速是可变的，Newnan 报道的是 20～50 mL/min，Michal 报道的为 45～170 mL/min，而 Metz 报道的为 45～65 mL/min。

9. 阴茎勃起的过程与生理机制

有学者将阴茎勃起整个过程划分为3个期：启动期、充盈期及维持期。1980年Lue等将阴茎勃起整个过程划分为8个期，包括：0期，松弛期；1期，充盈期；2期，肿大期；3期，完全勃起期；4期，强直期；5期，肿大消退初始期；6期，肿大缓慢消退期；7期，肿大快速消退期，该分期法已在临床上得到应用。

阴茎由自主神经（交感神经和副交感神经）及躯体神经（感觉神经和运动神经）共同支配。动物试验已证实，刺激阴茎海绵体神经和盆神经丛（主要为副交感神经）时可以诱发阴茎勃起，而刺激腹下神经或交感干（主要为交感神经）时则可以引起阴茎软缩。说明骶部副交感神经司职阴茎勃起功能，而腰胸部交感神经则主导阴茎疲软作用。

脊髓节段存在2个影响勃起的中枢。骶部S2～S4为副交感神经中枢，通过勃起神经（盆神经）传出冲动，支配勃起组织。T12～L1的胸腰中枢发出交感神经，对勃起产生影响，对射精过程也有重要作用。副交感神经促进勃起的作用已得到了一致的证明，而交感神经的作用则有互相抵触的结果。试验表明，骶部副交感神经或神经根的电刺激能够引起狗、兔和猫阴茎的勃起。Newman认为，交感神经在勃起中起着重要的作用。研究表明，尸体阴动脉灌注后并不能够诱发勃起，而当液体注入阴茎背侧大动脉时，就很容易诱发勃起，并且灌注深部海绵体内动脉也能诱发勃起。大多数交感神经切除的患者仍可保持勃起功能，但排精却明显存在障碍，且勃起消退所需的时间明显延长，因此，可以说交感神经参与了勃起，但这种参与是超出了生殖器范围之外进行的。此外，糖尿病和多发性硬化症所产生的弥漫性神经病变，往往会导致严重的、难治的阳痿。

当阴茎勃起时，海绵体血中血管活性肠多肽浓度可增高20倍以上，而末梢血中浓度则无变化。当向海绵体内注入血管活性肠多肽时，可产生阴茎胀大或勃起。根据对血管活性肠多肽的研究结果分析，可以断定血管活性肠多肽已符合人阴茎勃起作为神经递质的几个典型标准。其出现在围绕海绵体平滑肌和血管神经末梢的神经纤维中，在勃起时才释放，当应用外源性肠多肽时，发现其酷似内源性释放递质作用，显示出与内源性肠多肽完全相同的药物学特征。最近观察到，海绵体内注射苯氧苄胺（α-肾上腺素受体阻滞剂）后，正常人和一些阳痿患者即可产生极其有效的、坚硬的勃起。因此，血管活性多肽、罂粟碱和苯氧苄胺等对勃起功能障碍可能具有作为一种诊断手段或治疗勃起障碍的应用前景。

10. 阴茎海绵体平滑肌细胞钙信号通路与阴茎勃起

钙信号通路几乎调节着所有的生命活动，它的调节是一个非常复杂的过程，可能就是这个原因，目前，对阴茎海绵体平滑肌细胞钙信号通路的研究并不多。

早在100多年前，研究者已经注意到Ca^{2+}在生命中的作用，但直到1967年，美籍华人张槐耀发现钙调素后，人们才开始对Ca^{2+}的作用机制有了深刻的认识，提出了Ca^{2+}是细胞内的第二信使。随着研究的深入，人们发现钙信号通路在生命活动中无处不在，具有非常重要的地位。阴茎勃起与疲软受很多因素的影响，但最终分子机制的共同通路就是钙信号通路。所以研究钙信号通路对阴茎勃起及勃起障碍的生理、病理、诊断及治疗等有很重要的意义。

钙信号产生后，Ca^{2+}并不是直接将信号传递至目标，而是需要通过钙结合蛋白发挥作用。在阴茎海绵体平滑肌细胞中，这种钙结合蛋白是钙调素。阴茎的勃起、疲软是个非常复杂的生理过程，最终是由海绵体平滑肌细胞舒张、收缩引起。海绵体平滑肌收缩的具体过程：①在各种因素刺激下，细胞内Ca^{2+}浓度增加。②4个Ca^{2+}与1个钙调素结合，触发下游的一系列级联反应。钙调素是由148个氨基酸组成的肽链，分为4个结构域。钙调素与Ca^{2+}的亲和常数正好适合细胞激活状态下与Ca^{2+}结合，这也是它能成为最重要的钙结合蛋白的主要原因。③$4Ca^{2+}$钙调素复合物与肌球蛋白轻链激酶结合，使肌球蛋白轻链激酶活化。④活化的肌球蛋白轻链激酶使肌球蛋白轻链磷酸化。⑤肌球蛋白轻链磷酸化引起肌球蛋白头部构象发生改变，使横桥与细肌丝肌动蛋白结合。⑥进入横桥周期，产生平滑肌收缩，最终引起阴茎疲软。当胞内 Ca^{2+} 浓度减少时，肌球蛋白轻链激酶失活，肌球蛋白轻链脱磷酸化，横桥与肌动蛋白解离，平滑肌舒张而引起阴茎勃起。与其他多数平滑肌不同的是，海绵体平滑肌多数时间处于收缩状态，这种收缩状态是由几种因素，如去甲肾上腺素、前列腺类复合物、血管紧张素等维持的。

11. 一氧化氮是阴茎勃起的关键性神经递质

一氧化氮是一种脂溶性的气体，是阴茎勃起的关键性神经递质，其半衰期短，在神经系统、免疫系统和心血管系统中合成，参与多种生物学功能的调节。一氧化氮还是信号传导过程中的关键性神经递质，具有血管舒张、抗血小板聚集和细胞毒性作用。除了其多种生物学作用外，一氧化氮作为一种神经递质还参与下尿路尤其是阴茎海绵体平滑肌松弛的控制。多年来自主神经或非肾上腺能非胆碱能的神经递质的组成及功能一直是研究的热点。

性刺激时，阴茎海绵体内副交感神经、非肾上腺能非胆碱能神经末梢和血管内皮细胞在一氧化氮合酶的催化下合成并释放一氧化氮。一氧化氮-环单磷酸核苷酸信号传导通路在阴茎勃起过程中起关键作用，其成分：如腺苷 3',5'-环化一磷酸和环磷酸鸟苷在阴茎海绵体平滑肌细胞内的变化直接影响勃起的质量。一氧化氮活化细胞胞质内可溶性鸟苷酸环化酶，后者把 5-鸟嘌呤三磷酸转化为环磷酸鸟苷，环磷酸鸟苷作为细胞内第二信使分子，降低平滑肌细胞胞质内 Ca^{2+} 浓度，从而引起平滑肌松弛。此效应可通过抑制一氧化氮合酶的活性被阻滞，可被外源性一氧化氮供体（L-精氨酸）所逆转。在狗的相关实验中也得到了类似结果。

许多因素如年龄、糖尿病、放射线损伤、吸烟及高原缺氧等引起的神经变性及内皮细胞损害，均可导致阴茎组织中一氧化氮合酶 mRNA 表达水平下降，影响左旋精氨酸-一氧化氮-环鸟苷酸通路的功能，导致一氧化氮生成不足，影响阴茎血管及海绵体平滑肌的舒张而造成阴茎勃起功能障碍。作为一个强有力的内皮衍化松弛因子，一氧化氮在阴茎勃起中的主导作用被发现无疑是一个重大突破。人体内精氨酸在一氧化氮合酶的作用下产生一氧化氮，它活化鸟苷酸环化酶，鸟苷酸环化酶将三磷酸鸟苷转化为环化核苷酸，环化核苷酸作为第二信使分子可降低平滑肌细胞胞质内的 Ca^{2+} 浓度，从而引起平滑肌细胞松弛，引发阴茎勃起。磷酸二酯酶能降解环化核苷酸，从而抑制其勃起阴茎的作用，其中以磷酸二酯酶 5 的作用最强。阴茎勃起功能障碍治疗药物西地那非，正是特异性地抑制磷酸二酯酶 5 而发挥了治疗作用。研究者又发现了作用更强的磷酸二酯酶 5 抑制剂——盐酸伐地那非和他达拉非，它们的作用更强，不良反应更小。

（贾永中　罗　敏　王　华　于垂恭　整理）

阴茎海绵体硬结症的流行病学与病因学

12. 阴茎海绵体硬结症的命名与定义

阴茎海绵体硬结症（Peyronie's 病，派罗尼病，Peyronie's disease，PD），又称阴茎纤维性海绵体炎、阴茎硬结症、阴茎海绵体纤维化等，法国医生 Peyonie 在 1678—1747 年细致描述了此病。阴茎海绵体硬结症是以 Fallopius 和 Vesaliusk 白膜内形成纤维样斑块为特征的疾病。1561 年 Fallopius 首次报道了该病，随后由外科医生 Francois Gigot de La Peyronie 在 1743 年使人们进一步了解该病的本质，学术界将该病症以 Peyronie 医生名字命名，故称之为 Peyonie's 病。

阴茎海绵体硬结症主要特点是阴茎体部结节状或条索状硬结，硬结的斑块内有胶原纤维过度沉积，常伴有阴茎勃起疼痛、勃起弯曲、凹陷、短缩等异常，影响性生活，甚至引起勃起功能障碍。Lindsay报道阴茎海绵体硬结症发病率为0.4%，发病年龄在40～70岁，平均53岁，且随着年龄增大而增高，0.4%～9%的成年男性患有阴茎海绵体硬结症。尸检研究显示，阴茎的亚临床斑块或纤维样损伤的发生率更高。这些斑块妨碍勃起时被膜的膨胀而引起阴茎弯曲。某些极端情况下，这些斑块会导致高度钙化区的勃起阴茎呈现领样或沙漏样。

13. 阴茎海绵体硬结症的流行病学与危险因素

（1）阴茎海绵体硬结症的发病率

阴茎海绵体硬结症发病率因筛查人群不同而有很大差异，目前报道发病率在0.4%～9%，勃起功能障碍和糖尿病患者发病率远高于一般人群。另外，北欧血统的白人男性发病率较其他人种发病率更高。值得注意的是，由于目前对于阴茎海绵体硬结症的诊断率并不高，因此，阴茎海绵体硬结症的实际发生率可能高于该数据。阴茎海绵体硬结症不仅会出现在老年人身上，也可能发生在青年人身上。

Schwarzer一项8000名男性的调查显示，该病在男性人群中的发病率为3.2%，在男性各年龄组的发病率中30～39岁为1.5%、40～59岁为3.0%、60～69岁为4.0%、70岁以上为6.5%。多数学者认为，该病的实际发病率要高于报道的数字，因为研究者未能观察到亚临床症状的白膜纤维病变。一些专家确信，该病的发病率正在继续增加。我们在临床上也发现，近几年阴茎海绵体硬结症的患者较以前增多。随着对性观念、性行为和性模式的转变和解放，预计该病的发病率将会显著上升。

（2）阴茎海绵体硬结症的危险因素

临床研究发现，阴茎、包皮和尿道的反复感染性疾病、糖尿病、高血压、性腺机能减退、根治性前列腺切除术、尿道侵入性诊断与治疗、血脂异常、缺血性心脏病、痛风、Paget病、使用β-受体阻滞剂、勃起功能障碍、吸烟，以及过度饮酒等可能是导致阴茎海绵体硬结症的相关危险因素。尚未明确阴茎海绵体硬结症是否为遗传性疾病，但有报道该病与掌腱膜挛缩症（Dupuytren挛缩症）及特异的人类白细胞抗原亚型有关，虽然创伤在阴茎海绵体硬结症发生中起着关键作用，但无法解释仅仅部分男性会出现畸形。更有可能的是，上述刺激激活易感人群的异常创伤修复过程，从而导致阴茎海绵体硬结症的发生。

阴茎海绵体硬结症通常被认为是一种可逐渐自行消退的疾病。然而，有研究机构对病史为1～5年的阴茎海绵体硬结症患者进行调查：仅13%可自行消退，40%有所加重，47%没有变化。勃起时疼痛随着时间均可消失，但畸形没有改变，掌腱膜挛缩症、阴茎内斑块样钙化和阴茎弯曲大于45°，也不能自行消退，且疾病导致的心理效应在77%的患者中存在。阴茎海绵体硬结症的发生与掌腱膜挛缩症、足底筋膜挛缩、鼓室硬化，以及外伤、尿道的有创操作等因素有关。基于解剖学、病理学、生物工程学的分析及临床数据认为，创伤是阴茎海绵体硬结症的启动因素，与阴茎海绵体硬结症之间存在联系。创伤或勃起的阴茎过度弯曲可导致出血并进入被膜下间隙或被膜分层处，该处是隔膜与阴茎白膜内环层的接合处。目前研究表明，阴茎海绵体硬结症在创伤治愈过程中出现局部的畸形变化，纤维素沉积是微血管损伤的最初结果，它可能是阴茎海绵体硬结症斑块形成的前兆。在上述诸多危险因素中没有证实其分别引起阴茎海绵体硬结症发病率的相关报道。

阴茎创伤是一个致病因素，对732例患者的调查显示，阴茎创伤与阴茎海绵体硬结症及阴茎勃起功能障碍之间具有关联，尽管所有男性在性交过程中都会有一定程度的阴茎创伤，但由于是微量创伤，所以性交很少导致阴茎海绵体硬结症的发生。其他因素，如遗传学，也可能有助于研究阴茎海绵体硬结症的发生与发展，虽然阴茎海绵体硬结症并未与任何易感人群相关联，但有些因素与该病相关，如Paget病、掌腱膜挛缩症及某些人类白细胞抗原亚型。2%的阴茎海绵体硬结症病例存在家族史。患有掌腱膜挛缩症的男性16%～20%会发生阴茎海绵体硬结症。一些组织相容性抗原（如HLA-A1、HLA-B8、HLA-Cw7、HLA-DR3、HLA-DQw2和HLA-B7）和勃起功能障碍之间的相关性有力支持了该疾病存在遗传易感性的假说。有报道显示，785例男性勃起功能障碍患者血清学检查异常提示除了遗传因素外，自身免疫因素也可能导致阴茎海绵体硬结症的发生。造成阴茎海绵体硬结症的危险因素还包括非淋菌性尿道炎、淋菌性尿道炎、尿道外伤、阴茎海绵体注射治疗、吸烟史、性伴侣炎性生殖器疾病、生殖道纤维瘤病变和生殖道手术史等。虽然吸烟被认为是阴茎海绵体硬结症的危险因素，但阴茎海绵体硬结症的发生是否与吸烟量有关，目前还不清楚。饮酒多少可以引起阴茎海绵体硬结症的发生尚不清楚，有研究表明两者之间具有关联，然而也有研究结果却得出了相反的结论。

Moreno 等研究发现，在阴茎海绵体硬结症患者中性腺机能减退的患病率很高，121 例阴茎海绵体硬结症患者中 74.4% 的人睾酮水平较低（< 300 ng/dL）。性腺机能减退的男性阴茎海绵体硬结症患者的阴茎弯曲率可能大于正常睾酮水平的男性阴茎海绵体硬结症患者。最近的另一项研究显示，在患有阴茎海绵体硬结症和勃起功能障碍的男性中低睾酮水平的发生率较高，但未发现低睾酮水平和阴茎弯曲程度存在相关性。与对照组相比，阴茎海绵体硬结症组的肾上腺激素水平显著降低，由于雄激素能够调节在正常伤口愈合中起重要作用的基质金属蛋白酶（mlatrix metalloproteinases，MMPs），这就引出了一种假设：性腺机能减退或雄激素缺乏可能在阴茎海绵体硬结症发病机制中发挥一定的作用。如果这些患者雄激素缺乏，发生阴茎海绵体硬结症风险将会

增加。相比之下，另一项研究却未能显示阴茎海绵体硬结症患者与对照组的睾酮水平存在明显差异。没有直接证据表明性腺机能减退与阴茎海绵体硬结症之间的因果关系，也没有证据表明睾丸激素治疗可以改善阴茎海绵体硬结症症状。因此，睾丸激素目前不被认为是阴茎海绵体硬结症的一种治疗方法。

阴茎任何部位的血管意外创伤或者医源性损伤（如膀胱尿道镜、经尿道前列腺电切术等）、长期服用受体阻滞剂（如普萘洛尔）、尿道外伤、长期免疫功能低下等因素均为阴茎海绵体硬结症的高危因素。有人认为，这一疾病具有家族性。掌腱膜挛缩症患者的后代有10%～40%的患病概率，而该病男性平均有15%的可能会发生阴茎海绵体硬结症。目前认为阴茎海绵体硬结症是创伤愈合过程中的局部畸变。病理学上，阴茎海绵体硬结症的斑块始于纤维蛋白沉积，最终类似瘢痕。临床数据、解剖病理学、生物工程分析均表明损伤是阴茎海绵体硬结症的一个初始原因。纤维蛋白沉积被认为是微血管损伤的初期结果之一，并可能是阴茎海绵体硬结症斑块形成的前体。

（罗　敏　贾永中　王　华　于垂恭　整理）

阴茎海绵体硬结症的病理生理学

14. 阴茎海绵体硬结症的异常可归因于白膜独特的解剖结构

阴茎白膜周围血管网的解剖是独特的。动脉位于外侧，被疏松的结缔组织保护，而静脉与阴茎白膜的纤维部分直接接触，如果白膜纤维被钝性外伤破坏并伴有外渗，水肿和细胞浸润会侵犯相邻静脉通道并形成一种限制炎症反应。然后通过白细胞和巨噬细胞的分泌物及细胞因子的释放刺激细胞间基质和胶原纤维的产生。由于炎症受到限制，细胞因子不能分散和降解，致使产生更多细胞因子，而这能导致更多的基质和胶原蛋白的产生。因此，可被认为是一种应对白膜限制炎症反应的异常伤口愈合过程，与阴茎海绵体硬结症有关的异常可以归因于白膜的独特解剖结构。

作为炎性反应的白细胞和巨噬细胞持续通过动脉血流的流入产生大量的细胞因子，由于静脉流出通道受限，细胞因子不能被分散或降解，造成了胶原纤维和基质过度产生，由此导致了胶原蛋白网络和弹性纤维的破坏。在早期过程中，炎症和水肿可能会刺激神经末梢，产生疼痛或导致阴茎勃起功能障碍。当炎症反应成熟或被刺激的神经纤维死亡时，疼痛可能减轻。在慢性期，当勃起组织发生纤维化时，阴茎勃起功能障碍随之发生。这些变化可能导致阴茎海绵体硬结症多发的临床症状，包括早期阶段三联征（疼痛、斑块和阴茎畸形）及晚期三联征（斑块、阴茎畸形和勃起功能障碍）。同时白膜的多层致密纤维组织亚层及稀少的血管会限制炎症反应，延缓炎症过程数月或数年而导致阴茎海绵体硬结症斑块的形成。1966 年 Smith 认为，阴茎硬结症可能是阴茎海绵体白膜和勃起组织之间的血管周围炎症。组织病理和免疫组化显示，硬结斑片为瘢痕组织，含有弹力纤维、胶原和纤维蛋白。目前多数学者认为阴茎海绵体硬结症的诱发因素是创伤，是由于勃起的阴茎受到使其发生弯曲的力量导致损伤的结果。这种弯曲主要来自性活动相关的创伤。此外，经尿道前列腺电切后留置导尿管，夜间勃起引起阴茎发生弯曲造成阴茎损伤；机动车所致的交通事故也可导致阴茎白膜的直接损伤。阴茎发生弯曲的力量导致白膜损伤与白膜的解剖特点密切相关。正常情况下，阴茎海绵体组织的弹性对称，阴茎充血勃起时相对比较直，阴茎延伸时，白膜变薄，靠内层纤维维持阴茎的硬度。当白膜鞘和纵隔的纤维伸展到达其极限，纵隔的膨胀抵抗来自背侧和腹侧的弯曲力量。阴茎发生弯曲的力量导致白膜背侧或腹侧与纵隔相连的白膜内层断裂、出血、血块形成、炎症和机化，最终形成硬结和瘢痕。

阴茎海绵体硬结症多见于中老年人，而青年人少见。其可能的解释是：①年轻人性交时海绵体压力大，足以抵抗使其变形的力量，限制阴茎的弯曲。即便发生弯曲，年轻的组织弹性允许组织结构随弯曲的力量来回伸曲，不至损伤。②中年人组织弹性变小，硬度变小，性交的力量持续存在，可以引起阴茎弯曲和撕裂致病。③老年人组织弹性小，硬度差，如果性交的强度和力量较大也容易造成损伤。

15. 阴茎海绵体硬结症导致勃起功能异常的因素

阴茎海绵体硬结症通常会影响性功能，其导致勃起功能异常有4个因素（严重畸形阻止性交、连枷状阴茎、心理影响和焦虑、阴茎血管功能受损）。严重阴茎畸形，如果阴茎弯曲发生于阴茎腹侧或侧方，由于与正常进入阴道的角度偏差过大，可能难以进行性交。广泛的阴茎海绵体硬结病变可能导致阴茎环形斑块形成所谓连枷状阴茎而无法性交，约30%的阴茎海绵体硬结症的患者可能同时存在阴茎血管疾病，更加影响其性功能。彩色多普勒和海绵体测压可以评估阴茎的勃起功能。Lopez报道的76例阴茎海绵体硬结症患者中，36%有阴茎动脉的异常，59%有静脉关闭机制的改变，故Lopez认为是阴茎白膜顺应性的减少影响了正常勃起时静脉的压迫关闭。

阴茎海绵体硬结症的诊断与所面临的困难

16. 阴茎海绵体硬结症患者的表现多样而复杂

阴茎海绵体硬结症最常见的症状是阴茎变形、勃起疼痛和海绵体硬结，而 62.5% 的患者阴茎变形会影响勃起功能（＞30°）。在危险因素中，如血脂升高、糖尿病和高血压，对症状的严重程度和预后具有明显影响。30.2% 的阴茎海绵体硬结症会进展，自愈情况非常少见，一般认为病程在 2 年以上存在已经发生钙化斑块者和阴茎弯曲度大于 45°者不可能发生自发性消退（图 24）。

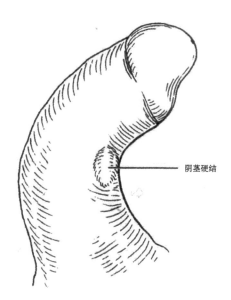

图 24　阴茎海绵体硬结症阴茎弯向病侧

阴茎海绵体硬结症的大多数患者，疾病开始的症状与活动期有关，包括勃起疼痛、可触摸到结节、阴茎弯曲。约 1/3 的患者表现为阴茎无痛性弯曲。无论与活动期有关变形的开始是逐渐的还是突然的，疼痛往往可以缓解，病程本身似乎在 12～18 个月后稳定，接着是一个相对静止的第二期，临床特征是阴茎无痛性持续变形，而阴茎海绵体硬结的病理学特征为成熟瘢痕组织。早期报道认为，阴茎海绵体硬结症为自发的逐渐缓解过程，最近的研究不支持上述观点。勃起疼痛几乎总是随时间而缓解，而阴茎变形常常不能缓解。

17. 阴茎海绵体硬结症患者中 80% 有勃起功能障碍

根据报道，阴茎海绵体硬结症在男性的发病率为 0.38%～23%。Lindsay 调查了 19～83 岁的男性，阴茎海绵体硬结症的发病率为 0.38%，而 La Pera 等发现在 50～69 岁的男性中阴茎海绵体硬结症发病率高达 7.1%。虽然阴茎海绵体硬结症并不常见，但男性勃起功能障碍在此类患者中具有非常高的发病率。Jarow 和 Lowe 报道，80% 的阴茎海绵体硬结症患者有勃起功能障碍，而 Jordan 和 Angermerier 则发现几乎 100% 的阴茎海绵体硬结症患者患有勃起功能障碍。

有一组报道，对 663 例阴茎海绵体硬结症患者进行分析，发现 83.4% 的患者至少有一种临床症状：阴茎畸形、勃起疼痛、可触性结节或阴茎勃起功能障碍。56.7% 的患者至少合并一种血管高危因素（糖尿病、高脂血症、高血压、高甘油三酯症、痛风及缺血性心脏病）。663 例患者中 41.3% 接受药物治疗，30.7% 的患者接受手术治疗。

阴茎海绵体硬结症引起的勃起功能障碍发病率不一致。Bystrom 报道的 106 例患者中，52% 有性交困难，17% 存在结节远端阴茎勃起硬度不够。但只有 8% 的患者描述，在疾病的早期有性交困难，说明这可能是疾病晚期的特征。其他一些报道阴茎勃起功能障碍的发生率为 19%。Amin 发现在对 208 例患者用彩色多普勒超声检查勃起功能障碍时，发现有 20% 的患者患有阴茎海绵体硬结症而未被诊断。

因此，显然在阴茎海绵体硬结症患者中勃起功能障碍普遍存在，通常归于 4 种原因：心理（焦虑）、阴茎严重变形、连枷阴茎、阴茎血管功能受损。阴茎严重变形会导致插入困难、疼痛或不能插入。当变形发生在阴茎腹侧或外侧时，偏离阴道入口的正常角度最大，这种情况更易发生。有一小部分患者有广泛的阴茎海绵体硬结症、阴茎周边结节、海绵体纤维化引起的连枷。在这些患者中不出现肿胀，并且如果是广泛性的，会产生铰链作用及不稳定阴茎。30% 的阴茎海绵体硬结症患者伴随有血管疾病，勃起功能障碍归于血管疾病或静脉闭合障碍。许多报道使用彩色多普勒超声研究阴茎海绵体硬结症勃起功能的损害。Lopez 指出 76 例患者中，36% 的患者患有动脉疾病，50% 有静脉闭合障碍。其他研究也指出存在动脉及静脉混合因素。静脉瘘被认为可贯穿于血管静脉丛，该静脉丛经过阴茎海绵体硬结症斑块汇入阴茎背静脉。阴茎海绵体斑块导致了白膜顺应性的降低，影响了正常勃起时静脉的关闭。

18. 阴茎海绵体硬结症的临床分期与诊断

（1）阴茎海绵体硬结症分为活动期与静止期

阴茎海绵体硬结症起病缓慢，依据病理改变大致可分为活动期与静止期。活动期亦称早期，病程多在 3 个月以内，病理改变为围管性炎症，纤维增生较少。此期病变进展较快，但治疗效果显著，症状易于缓解。活动期可能伴有阴茎疲软状态和勃起疼痛，其主要表现为阴茎勃起时疼痛，并逐渐弯曲变形，阴茎体内可触及结节或硬块，但是 38%～62% 的患者毫无自觉症状，而是在医生检查或死后尸检时才发现阴茎内硬结。静止期亦为晚期，病理改变为纤维组织增生，可有钙化。依据钙化的有无，病变又分为非钙化型斑块和钙化型斑块（占 30% 左右）。静止期患者相对年轻，勃起弯曲程度相对严重，治疗后症状缓解时间延长。完全钙化型斑块治疗效果不佳。静止期阴茎弯曲程度不再进展，局部疼痛可消失，但阴茎内的硬结及其所致畸形与弯曲在 46% 的患者中无变化，40% 患者有加重，只有 14% 的患者病变消退，故自愈的机会小。

（2）阴茎海绵体硬结症的诊断和评估

阴茎硬结症的症状可以被概括为早期和晚期三联征。早期三联征是阴茎结节、痛性阴茎勃起和（或）勃起时阴茎畸形。晚期三联征是指阴茎硬结、勃起时稳定的阴茎畸形和勃起功能障碍。本病诊断不难，注意对病变的程度进行评估。

①仔细询问病史和性史，包括性心理史、勃起时的硬度、有无阴茎短缩、硬结和勃起疼痛等。体检可以扪及阴茎干的阴茎纤维性硬结，边界清楚。好发部位在阴茎背侧中线，Perimenis 报

道背侧阴茎硬结症占77.6%，其次是阴茎腹侧，侧面斑块相对少见，但容易造成更严重的畸形。

②超声检查可识别阴茎硬结的数目和位置及有无钙化。如果计划切除或切开斑块，移植物替代，则需行药物诱发阴茎勃起，多普勒超声可检查阴茎的血管功能，检查海绵体和背动脉之间的侧支循环。海绵体造影可以确定静脉关闭功能障碍，特别是海绵体注射药物诱发勃起时的影像，可评估阴茎的弯曲度。

③阴茎海绵体硬结症是阴茎白膜及其在海绵体内的分隔纤维化形成硬结，可引起阴茎弯曲变形，这些病变呈慢性非细菌性炎症过程，不至于转为恶性，故阴茎海绵体硬结症的主要危害是影响性功能，降低生活质量，不会危及生命。阴茎内的结节可发生于任何部位，背侧较多见，引起阴茎向患侧弯曲，因与阴道的方向一致，对性交影响不大，若结节位于腹侧或侧方，阴茎则弯向结节生长的一方，性交时由于角度与阴道的方向不一致，则可使阴茎插入困难，若阴茎内纤维结缔组织增生广泛或呈环状，则可使阴茎狭窄、凹陷、缩短而呈沙漏状或连枷状，影响勃起功能，尤其影响阴茎远端的硬度。其发生机制多为血管源性：59%由于静脉瘘血增加，有结节的白膜顺应性降低，在阴茎勃起时不能正常压迫其下方的静脉阻止血液流向阴茎背静脉；36%由于动脉供血减少，要准确测量阴茎的弯曲角度，则需要在海绵体内注射血管活性药物或用负压吸引装置使其勃起。阴茎内硬结均可触及，

用超声检查结节的大小及部位会比较清晰与客观，故可用于观察药物及其他治疗的效果。对有勃起功能障碍的患者则宜用双功能彩色多普勒检查，它能显示阴茎白膜和海绵体的结构、海绵体动脉和静脉的功能、阴茎背动脉与阴茎海绵体动脉和尿道海绵体动脉之间的侧支联系，若与灌注性海绵体测压相结合，可诊断静脉瘘性勃起功能障碍。

（3）阴茎海绵体硬结症患者重点检查阴茎和手足

体格检查不仅应该关注泌尿生殖系统，还应该检查患者手足，明确有无掌腱膜挛缩症等遗传性疾病。检查阴茎时注意是否可触及结节或斑块。目前尚无证据表明斑块大小与弯曲程度有关，可通过抓住阴茎头使阴茎与身体成90°的拉伸状态来测量伸展后阴茎的长度。为了客观评价阴茎勃起后的弯曲程度，可以通过自我诱导后手机拍摄阴茎勃起情况、使用真空辅助勃起设备或海绵体内注射血管活性物质的方法来实现勃起后的描绘和测量。

超声检查可以测量出纤维斑块的大小，但并不精确，双功能超声可以用来评估血管参数。CT 计算机断层扫描和磁共振成像对阴茎海绵体硬结症的评估价值不大，但进一步的临床研究以确定这些检查是否能提供预后信息正在开展，目前尚无结论。

19. 超声检查是诊断阴茎海绵体硬结症的首选影像学方法

阴茎海绵体硬结症是以阴茎白膜形成纤维样斑块为主要特征的男科疾病，采用阴茎触诊结合临床病史常可明确诊断该病，但由于斑块的解剖位置关系，单纯触诊有时较难发现阴茎内部的斑块，且阴茎触诊通常不能确定斑块是否伴钙化。X 线和 CT 诊断阴茎海绵体硬结症患者的阴茎钙化斑块敏感，但对阴茎非钙化斑块的检出率较低，且具有辐射性。磁共振成像具有良好的组织对比性，对阴茎斑块检出率高，但对斑块是否伴钙化并不敏感，且费用高昂、耗时长。

阴茎海绵体硬结症通常会引起阴茎白膜及毗邻阴茎海绵体组织异常，导致阴茎疼痛、变形、缩短、勃起时弯曲，甚至勃起功能障碍。超声具有简便、无创、重复性好等优点，并能够显示阴茎斑块的回声强弱及有无钙化，是目前诊断阴茎海绵体硬结症的首选影像学方法。研究显示，阴茎触诊阴性斑块主要位于海绵体内、阴茎中隔及尿道海绵体后方阴茎海绵体白膜，而阴茎超声对于检出阴茎海绵体硬结症患者阴茎斑块明显优于阴茎触诊。Prando 观察 78 例阴茎海绵体硬结症患者，其中 28 例阴茎触诊阴性，但超声检查均发现存在阴茎斑块，该组阴茎超声对阴茎海绵体硬结症患者阴茎斑块检出率较阴茎触诊提高了 35.9%（28/78）。

操作方法：采用彩色多普勒超声诊断仪，探头频率 5～15 MHz。

嘱患者仰卧，将疲软状态下的阴茎上提，置于腹壁正中，使其背侧紧贴腹壁。以探头轻触阴茎腹侧皮肤，从阴茎头水平至基底部进行横切面及纵切面扫查，记录阴茎斑块大小、位置、数量及声像图特征。对于临床触及阴茎斑块但阴茎疲软状态下超声检查未能发现明确斑块者行阴茎血管活性药物注射，诱导阴茎勃起后再次进行超声检测，并记录上述指标。对阴茎海绵体硬结症合并勃起功能障碍患者，在结束阴茎疲软状态下超声检查后进行血管活性药物注射，诱导阴茎勃起后测量双侧阴茎海绵体动脉的收缩期峰值流速、舒张末期流速及阻力指数。所有测量均由同 1 名超声科医生完成。

超声检查不仅对检出阴茎斑块的敏感度高，还能分辨斑块的回声特征及是否伴钙化，且能检测斑块内部和周边血流分布情况。对于阴茎海绵体硬结症合并阴茎勃起功能障碍的患者，彩色多普勒超声还可评价阴茎血管功能，是诊断和评价阴茎海绵体硬结症的首选影像学方法。与正常阴茎海绵体白膜相比，阴茎海绵体硬结症患者阴茎斑块多呈等回声或高回声。李进兵等分析了 48 例阴茎海绵体硬结症患者的超声特征，比较超声与临床触诊检出阴茎斑块数目的差异。结果发现，临床触诊检出阴茎斑块 66 例，超声检出 80 例，差异有统计学意义（$P < 0.05$）。超声检出的 80 例阴茎斑块中，48 例（48/80，60%）呈中高回声，24 例（24/80，30%）呈强回声，6 例（6/80，

7.5%）呈低回声，2例（2/80，2.5%）呈高回声伴条状强回声；4例斑块周边及5例斑块内部可检测到条状或点状血流信号，1例斑块内部及周边均探及条状血流信号。2例阴茎海绵体硬结症患者合并阴茎动脉功能不良，1例合并阴茎静脉闭塞功能障碍。

研究显示，阴茎海绵体硬结症患者阴茎斑块的回声改变与斑块病理成分及病程长短有关，阴茎低回声斑块多出现在阴茎海绵体硬结症早期阶段，此时，细胞间质水肿占主导地位而纤维化程度较轻；存在高回声斑块及钙化通常提示非早期病变，此时斑块被纤维组织取代。阴茎斑块钙化与疾病的稳定性相关，故超声检出阴茎斑块钙化可为选择治疗方案提供有价值的信息。

陈庆华探讨B超下阴茎海绵体出现的"繁星征"与阴茎勃起功能障碍的关系，研究其发病机制。对30例阴茎海绵体硬结症患者行阴茎海绵体B超检查，并与30例无阴茎勃起功能障碍的志愿者进行对照。另对1例阴茎勃起功能障碍"繁星征"患者行阴茎海绵体病理检查。结果30例阴茎勃起功能障碍患者中，29例有B超下阴茎海绵体"繁星征"。其中26例阴茎整体呈现弥散分布强回声光点，为临床诊断的中、重度阴茎勃起功能障碍患者 [国际勃起功能指数评分（international index of erectile function-5，ⅡEF-5＜11分）]。另3例仅局限在阴茎的某部位，且回声光点较少，为轻度阴茎勃起功能障碍（ⅡEF-5评分12～19分）；而无阴茎勃起功能障碍志愿者无此现象。1例"繁星征"患者病理检查为阴茎海绵体胶原纤维增生伴玻璃样变。阴茎海绵体广泛纤维化在 B 超下以"繁星征"为病理学特征，因为其限制海绵窦内血液充盈而影响阴茎勃起，外伤与炎症是其致病因素。"繁星征"患者无勃起疼痛，且因受累的海绵体病变不仅细小而且弥散分布，故不造成阴茎弯曲。典型的阴茎海绵体硬结症以阴茎白膜内形成纤维样为其特征，斑块妨碍勃起时白膜膨胀，可引起阴茎弯曲，且有勃起疼痛。超声可评估阴茎海绵体硬结症斑块的位置及大小，并有助于治疗后的随访观察。

阴茎海绵体硬结症在 B 超下探测到的斑块直径多为 1.5～2.0 cm，亦有报道该硬结可大到 6 cm，形态不规则，界线欠清晰，内部回声以强回声为主。超声检查测量病变斑块大小与临床触诊情况基本吻合，临床触诊估测的大小常较超声测值略大。

正常阴茎声像图：阴茎海绵体和尿道海绵体呈等回声或略低回声，回声分布均匀，白膜呈线状高回声带包绕于海绵体外周。

阴茎海绵体硬结症声像图特征：阴茎海绵体白膜区见等回声或高回声结节。某些早期患者（病程 3 个月以内）及治疗后的患者，斑块常为低回声或等回声结节，或结节周边回声略低。

声像图的病理基础：阴茎海绵体硬结症声像图改变与斑块病理成分及病程长短有直接关系。依据斑块回声强弱的不同可分为低回声型或高回声型。Balconi 等用高分辨力超声检查 58 例患者，发现 93% 的斑块为高回声型，7% 的斑块为低回声型。低回声型多为早期患者，病程较短，病变以炎症反应为主，纤维组织增生较少。斑块表现为低回声或等回声，或斑块周边部分回声减低，边界多不甚清晰，无钙化。斑块为高回声型多见于静止期的患者（病程多在 3 个月以上），其阴茎局部可以触及明显斑块或条索状硬结。病变斑块为纤维组织所取代。斑块显示为高回声结节，边界尚清，此型多见。有钙化者显示为团状强回声，可伴有声影。

（张　驰　李燕宁　谭骐明　整理）

20. 磁共振检查阴茎海绵体硬结症具有良好的应用价值

体格检查、血管造影及超声在阴茎疾病的检查中处于主导地位。虽然体检简便易行，但难以了解病变全貌。磁共振成像技术具有良好的软组织分辨率，与现有 X 线平片、B 超检查相比更能提供准确、清晰的影像诊断依据，在阴茎海绵体硬结症诊断及阴茎假体植入术治疗阴茎海绵体硬结症中具有良好的应用价值。

（1）检查方法

患者常取仰卧位，于会阴下双腿之间衬以折叠毛巾抬高阴囊及阴茎，将阴茎背屈于下腹中线位置并固定以减少检查时阴茎位置的移动。一般于阴茎上放置 3～5 英寸（1 英寸 =25.4 mm）的表面线圈获得薄层、高矩阵及小视野的影像。一般需采集自旋回波 T_1WI，横断面、矢状面及冠状面快速自旋回波 T_2WI，并加抑脂像以使微小的信号改变并区分。

自然状态下松软的阴茎有时会给磁共振成像检查带来困难，而勃起的阴茎更易于定位，且进行多层扫描时可获得更大的视野影像。因此，常需要利用药物来诱导勃起，使其持续时间可以完成全部磁共振成像检查，一般需要 30～40 分钟，常注射前列腺素 E1，操作时将其注射入一侧阴茎海绵体近 1/3 背后侧，要求患者按摩注射部位，刺激阴茎勃起。注射后 5～10 分钟阴茎勃起，可以维持约 30～60 分钟，不良反应较少。

（2）禁忌证

禁忌证为造成阴茎异常勃起的情况，如镰刀细胞贫血、镰刀细胞遗传体质、多发性骨髓瘤、白血病、真性红细胞增多症、血小板增多症、阴茎海绵体血栓及对前列腺素 E1 过敏、阴茎假体、已知侵犯阴茎体的肿瘤。阴茎解剖异常为相对禁忌证。前列腺素 E1 不作为常规应用，仅用于疲软的阴茎需要做磁共振成像时应用。阴茎假体、阴茎内或阴茎周围有含铁物质时磁共振成像检查要提高注意。如 Ommiphase 和 Duraphase 阴茎假体因其有较强的磁偏转力可导致患者不适或假体潜在移位，而不适合进行磁共振成像检查。

（3）阴茎海绵体正常磁共振成像表现

磁共振成像信号与海绵体内血窦的血流速度有关，一般表现为 T_1WI 中等信号、T_2WI 高信号，各海绵体信号强度基本一致，有时阴茎海绵体和尿道海绵体表现为不同的 T_2WI 信号，可能由于血流速度不同所致。注入对比剂后，尿道海绵体和阴茎海绵体表现为不同的强化模式，前者强化立即出现，而后者则表现为由中心向周围、由近段向远段逐渐强化的形式，这主要是因为海绵体动脉位于阴茎海绵体中央的缘故。

阴茎由浅到深分为 4 个层次，即皮肤、阴茎浅筋膜（Colles 筋膜）、阴茎筋膜（Buck 筋膜）及白膜。阴茎浅筋膜移行于阴囊肉膜及会阴浅筋膜，向头侧延续至腹壁浅筋膜浅层和深层。阴茎筋膜包被所有海绵体。白膜则分别包绕每个海绵体，并在阴茎海绵体之间形成中隔。由于白膜及阴茎筋膜均由成熟的纤维组织形成，磁共振成像表现为包绕海绵体的 T_1WI、T_2WI 低信号而难以鉴别两者。

（4）阴茎海绵体硬结症磁共振成像表现

阴茎海绵体硬结症初期为白膜下血管炎，继之为局灶性白膜纤维增厚，并可侵入阴茎海绵体间甚至海绵体血窦。临床表现可有痛性勃起、阴茎偏移及病变远段勃起质量差，甚至不能进行性交等。50% 的患者无须治疗症状可自发改善，1/3 保持病情稳定，1/6 则进展为纤维性斑块。平扫磁共振成像可显示纤维性斑块的数目、大小及程度。T_1WI 及 T_2WI 表现为白膜内及其周围不规则增厚的低信号区，侵入阴茎海绵体或阴茎海绵体间隔则表现为该处的不规则低信号区。

磁共振成像强化表现有3种，反映了纤维性斑块内有无活动性炎症：①无强化的、厚而不规则的低信号区，代表慢性纤维斑块期。②低信号的纤维斑块内和其周围出现局灶性强化，代表有活动性斑块形成。③白膜、邻近阴茎海绵体及海绵体间隔内局灶性强化，但无可见的斑块，代表斑块形成前的早期炎性疾病。

磁共振成像对其他阴茎良性病变的诊断：磁共振成像可显示阴茎解剖异常以利于实施重建手术，如磁共振成像可证实尿道上裂者耻骨分离、阴茎海绵体分离及阴茎海绵体向头侧移位的情况；双阴茎畸形者则可准确显示内部解剖及阴茎海绵体与尿道重复的程度；阴茎发育不全者可证实残留的勃起组织以利于重建阴茎等。磁共振成像或磁共振血管成像在诊断高流量性异常勃起和低流量性异常勃起中的作用有限，仅可提示导致其发生的部分原因，如海绵体损伤、血肿或假性动脉瘤等。

多普勒超声和传统的血管造影是目前最常用的方法。磁共振血管成像尚难以评价小的阴茎动脉或远段阴部动脉，但可以准确地证实髂内动脉和近段阴部动脉及盆腔血管的异常。阴茎闭合性创伤主要是阴茎折断，是由海绵体白膜破裂造成，常伴有海绵体和尿道的损伤，通常是勃起状态下的阴茎突然受到外力撞击所致，如性交时发生的阴茎折断主要由于用力过猛、阴茎撞击到女性的耻骨联合、会阴或其他组织造成的。磁共振成像能够清楚地显示男性生殖器急性闭合伤，评价损伤的部位和程度，可为临床治疗方案的选择提供有力的影像学依据，应作为男性生殖器闭合伤仪器检查的首选。

21. 血管性阴茎勃起功能障碍的 CT 检查

关于 CT 检查在阴茎海绵体硬结症诊断中的应用报道罕见，但阴茎海绵体硬结症合并血管性阴茎勃起功能障碍的患者做 CT 检查是必要的。

（1）检查方法：造影 30 分钟前行碘过敏试验。将阴茎海绵体血管活性药物注入患者阴茎根部，分别为酚妥拉明 1 mg、罂粟碱 30 mg，停留 5 分钟，指导患者取仰卧位，确定扫描范围为髂内动脉至阴茎全部。经肘静脉注射非离子型对比剂 50～80 mL，速度 4.5～5 mL/s。扫描方式为 320 排动态容积 CT 扫描，能够覆盖 16 cm 范围，扫描层厚为 0.5 mm。扫描单圈旋转时间设置为 0.75 s，扫描管电压为 80 kV。

（2）图像处理：通常图像层厚保持在 0.5 mm 左右，每个容积数据能够容纳 320 幅 CT 图像，每次检查约能够产生 3200 多幅图像。诊断标准：阴部内动脉、阴茎海绵体动脉、阴茎背动脉狭窄或未显影，考虑动脉性阴茎勃起功能障碍。

徐诚成等对 38 例血管性勃起功能障碍患者阴茎海绵体局部注射罂粟碱 30 mg 诱发勃起后，在 320 排动态容积 CT 扫描下进行检查，可以清楚地显示阴茎海绵体动脉、阴茎背动脉、阴部内动脉。陶卫琦等对31例静脉性阴茎勃起功能障碍患者的螺旋CT三维血管重建结果中，单纯中层静脉瘘9例（29%），混合性阴茎静脉瘘22例（71%），均未发生与检查相关的并发症。因此，CT诊断阴茎海绵体硬结症引起的血管性勃起功能障碍具有安全性高、操作简单、快捷、图像清晰等优点，值得临床推广应用。

（张　驰　郭建堂　整理）

22. 阴茎海绵体硬结症引起勃起功能障碍的鉴别诊断

（1）阴茎勃起功能障碍的器质性因素

阴茎勃起功能障碍随着年龄增加而发病率上升并非主要因衰老引起，主要原因是与阴茎勃起功能障碍相关的疾病随着年龄增加而增加有关，加之年长者较普遍应用与其伴发疾病相关的药物。年龄因素的统计结果表明，伴发疾病如心血管疾病、高血压、糖尿病、抑郁症等是重要的高危因素，不良的生活习惯如吸烟、大量饮酒等也与阴茎勃起功能障碍的发病因素。有一部分性功能障碍患者是由于某些疾病引起，称之为器质性性功能障碍。将此类原因分为以下几个方面：①泌尿生殖系统方面的原因：包茎包皮炎、尿道炎、尿道外伤、前列腺炎、精囊炎、前列腺摘除术后等。②血流原因：动脉硬化、高血压、动脉炎、动脉闭塞、动脉瘤等。③内分泌原因：先天性雄激素减少、垂体及下丘脑病变、睾丸损伤或萎缩、糖尿病、隐性甲状腺功能亢进等。④药物性因素：如治疗高血压病的药物、激素、安定类、精神病类、噻嗪类利尿药物等。⑤阴茎本身疾病：如阴茎海绵体硬结症、阴茎弯曲畸形、严重包茎和包皮阴茎头炎等。⑥其他慢性疾病：如慢性肾衰竭、老年性慢性支气管炎等。⑦混合性因素：指精神心理因素和器质性因素共同导致的阴茎勃起功能障碍。此外，由于器质性阴茎勃起功能障碍未得到及时治疗，患者心理压力加重，害怕性交失败，更加重了阴茎勃起功能障碍的程度。国内一组628例阴茎勃起功能障碍患者病因分类的研究表明，心理性为39%，器质性为15.8%，混合性为45.2%。阴茎勃起功能障碍可起源于多种不同的病理生理过程，对任何一位患者而言，在某一时刻可能有多种病理生理机制起作用（表1）。

表1 阴茎勃起功能障碍的分类

类型	相关疾病
心理性	易患因素、促成因素、维持因素
内分泌性	性腺功能低下症、高催乳素血症、甲状腺功能亢进症、甲状腺功能减退症
神经性	大脑勃起中枢障碍、脊髓传导勃起反射异常、盆腔骶髓副交感传出神经障碍
动脉性	动脉粥样硬化、外伤、医源性
静脉性	原发性静脉病变、手术后静脉异常、阴茎白膜异常、海绵体平滑肌受损
医源性	药物源性、外科手术、放射治疗

(2）糖尿病引起阴茎勃起功能障碍的原因

糖尿病（diabetes mellitus，DM）是继心、脑血管病和肿瘤之后死亡率较高的第三种疾病。目前全球糖尿病已超过2亿人，世界卫生组织预测，到2025年将升至3亿人。其在大于25岁的男性人群中发病率为2.9%。可见，男性糖尿病患者之多，而糖尿病并发症的发生也多，其中性功能异常就明显高于一般人群。

糖尿病并发阴茎勃起功能障碍的发生率为50%～75%，20～29岁男性糖尿病患者中约有9%伴有阴茎勃起功能障碍，超过70岁的男性阴茎勃起功能障碍的发生率达95%以上。事实上，40～49岁患糖尿病5～10年的男性中有5%以上合并阴茎勃起功能障碍。

1）糖尿病引起阴茎勃起功能障碍的临床表现：大多数男性患者的阴茎勃起功能障碍是在糖尿病发病后数年才发现的。早期表现是阴茎勃起的硬度有轻度到中度下降，但性交时阴茎仍能进入阴道。因此，开始并不引起患者及其配偶的注意，直到后来出现偶发的阴茎勃起功能障碍或对性刺激缺乏反应等性功能改变时，才开始注意。随着病情的发展，阴茎勃起硬度进一步下降，勃起也难以持久。然而此时患者的性欲仍然是正常的，性能力和性高潮感觉仍未丧失。另一种少见的类型是，阴茎勃起功能障碍症状出现得十分突然，患者同时伴有口渴、多饮、多尿、皮肤瘙痒、体重下降及伴有明显的性欲丧失。这种类型的患者通常全身状况较差，若能及时诊断，纠正其代谢负平衡状态，则可望迅速恢复其性欲和性交能力。阴茎勃起功能障碍也可作为糖尿病患者最先出现的症状，约有12%的患者系因阴茎勃起功能障碍而发现糖尿病。为此，对阴茎勃起功能障碍患者应常规进行尿糖、空腹血糖监测，必要时做糖耐量试验以发现隐性糖尿病所致的阴茎勃起功能障碍。

2）糖尿病引起阴茎勃起功能障碍的原因：①血管因素：糖尿病在阴茎的早期病变是小动脉硬化样变。随病变发展，可引起血管内膜变性、管壁钙化、管腔狭窄，这一点已公认。目前已发现糖尿病性阳痿患者阴部内动脉硬化的程度重于伴有周围血管疾病的非阳痿患者。最近有人用改良的技术发现患阴茎勃起功能障碍的糖尿病男性患者中53%～82%有动脉受损。另外，研究发现勃起功能异常相关的血管损害与年龄有关，即阳痿的年轻糖尿病男性常有神经病变而没有血管病变，而在老年糖尿病则常是相反结果。因此，血管因素的阳痿在老年糖尿病患者中可能是重要因素。②神经因素：一项早期研究报道，糖尿病阳痿男性中88%有神经病变。感觉和自主神经病变是糖尿病的特征，因此认为感觉和自主神经病变在糖尿病的勃起障碍的发病机制中占重要地位。这个自主神经病变可导致夜间阴茎勃起发生减退，研究证明，在糖尿病患者中夜间阴茎勃起的频率和幅度均下降14.07%。有研究发现，糖尿病性阴茎勃起功能障碍患者的离体海绵组织对电刺激和胆碱能递质乙酰胆碱的舒张均明显减弱。乙酰胆碱是经典的副交感神经递质，在阴茎勃起过程中起着重要作用。近年发现乙酰胆碱对离体海绵体组织的舒张是内皮依赖性的，即乙酰胆碱通过刺激内皮细胞释放一氧化氮而产生效应。糖尿病患者由于其血管内皮细胞受损致内皮源的一氧化氮生成减少，使乙酰胆碱舒张平滑肌的作用减弱，导致阴茎勃起功能障碍。由此可知，内皮源的一氧化氮在勃起中起着重要作用。但在随后的研究中证实，神经来源的一氧化氮在阴茎勃起的调控机制中起主要作用。大量试验证实，在阻断肾上腺素能和胆碱能神经通路后，电刺激阴茎神经仍可引起海绵体组织的舒张，由此提出非肾上腺能、非胆碱能神经递质是调节阴茎海绵体平滑肌舒张的主要机制，一氧化氮是介导勃起的非胆碱能介质。糖尿病患者的神经损害导致一氧化氮的生成和释放减少，而出现阴茎勃起功能障碍。可见一氧化氮在阴茎勃起的调控机制中所处的重要地位。一氧化氮广泛地存在于人体组织器官中。③局部注射因素：海绵体内注射血管活性药物是治疗阴茎勃起功能障碍的有效方法，并已经成为口服药或局部用药无效时的二线治疗方案。常用的药物为罂粟碱、酚妥拉明、前列腺素 E1。前列腺素 E1 是目前的首选药物。但为了最大限度地提高疗效和减少不良反应，临床上多采用两种以上药物的联合应用。单独使用罂粟碱的有效率为 45%，罂粟碱与酚妥拉明联合应用为 70%，前列腺素 E1 为 75%，这三种药联合应用为80%。注射血管活性药物治疗的主要不良反应是阴茎持续勃起和海绵体纤维化。单用罂粟碱局部注射引起持续勃起的发生率为5.3%，与酚妥拉明联合使用为2.4%，再加用前列腺素E1为1.4%。单用罂粟碱或与酚妥拉明合用阴茎海绵体纤维化发生率为5.4%，而前列腺素E1则很少发生。罂粟碱常用剂量为6～25 mg，酚妥拉明1～2 mg，前列腺素E1为10 μg。使用时应从小剂量开始。注射部位为阴茎体部的侧面（两侧交替注射）。

赵峰等报道了糖尿病性阳痿行海绵体注射致阴茎海绵体硬结症5例：年龄为42～65岁（平均年龄50岁），糖尿病病程为6～20年（平均病程11年），糖尿病性阳痿的病程为6个月～10年（平均病程4年）；采取海绵体注射治疗的时间为6个月～6年（平均3年）；注射用药物使用前列腺素E1有3例，使用罂粟碱2例；口服药控制血糖3例，胰岛素控制血糖2例；发病时间为1～6个月；空腹血糖6.8～10.5 mmoL/L，餐后2小时血糖8.9～13.6 mmoL/L，糖化血红蛋白8%～12%；5例均有不同程度的阴茎弯曲，伴有痛性勃起2例，无痛性勃起3例，阴茎背侧可触及单个块状硬结4例，条索状硬结1例；硬结出现部位均在海绵体注射部位，局部无触痛；阴茎彩超提示致密的高回声病变4例，低水平回声病变侧阴茎海绵体硬结症除与注射对海绵体造成的损伤有关外，与糖尿病患者本身易感染素质也有很大的关系。患者停止海绵体注射并严格控制血糖后，阴茎硬结均有不同程度的缩小，故糖尿病性阳痿行海绵体内注射应严格掌握适应证，将血糖控制到正常水平，这样可以减少阴茎海绵体硬结症的发生。

(3) 高血压引起阴茎勃起功能障碍的机制

高血压是一种常见的心血管系统疾病，对人类健康造成了巨大的危害。据估计，中国高血压患病率为11.26%。仅中国高血压患者已超过1亿人。有90%的长期高血压患者可造成心、脑、肾等重要器官的并发症，如高血压性心脏病、冠心病、脑血管病等。性功能障碍问题在高血压患者中很常见。Fogari等报道，在正常血压组、未治疗的高血压组和治疗的高血压组中，患者勃起功能障碍的发病率分别为7%、17%和25%。美国目前有1000万~2000万性功能障碍患者，中国发病数更多。近年来，高血压与阴茎勃起功能障碍发病机制研究取得了许多可喜的进展。无论是从宏观的血管顺应性改变还是微观的血管内皮损害、海绵体平滑肌细胞间连接，以及不同信号传导系统，高血压和阴茎勃起功能障碍都存在着广泛的联系。

1) 血管顺应性变化反映高血压与阴茎勃起功能障碍的联系：血管顺应性是指血管内压力每改变1 mmHg时血管容积的改变值，它是心血管系统中重要的宏观功能指标，许多心血管系统疾病的发生、发展都与血管顺应性的改变密切相关。测量评估血管顺应性的方法有许多种,最常用的方法是测定肱动脉血流介导的血管扩张功能,它是一种简单、无创伤、可重复性的检查,也是目前可信度较高的评估血管顺应性的手段之一。以往大量研究表明,高血压病患者病情严重程度与血管顺应性存在负相关。Hoffman等将肱动脉血流介导的血管扩张功能测定应用于384例阴茎勃起功能障碍患者,并对参与实验的患者进行ⅡEF-5评分,发现72.4%青、中年阴茎勃起功能障碍患者的肱动脉血流介导的血管扩张功能值明显下降,且肱动脉血流介导的血管扩张功能值与ⅡEF-5评分呈明显正相关,阴茎勃起功能障碍患者肱动脉测量肱动脉血流介导的血管扩张功能值与正常人群对照组相比差异具有统计学意义($P < 0.05$)。试验提示青、中年阴茎勃起功能障碍患者血管顺应性明显下降,同时发现49.6%青、中年高血压患者的肱动脉血流介导的血管扩张功能值明显下降,肱动脉血流介导的血管扩张功能值与收缩压呈明显负相关。从该试验可以发现阴茎勃起功能障碍患者对肱动脉血流介导的血管扩张功能值的下降比高血压患者更为敏感,即患者出现轻微血管顺应性改变也许并未出现高血压症状,但是可能已经出现阴茎勃起功能障碍症状。基于此类现象,很多学者将阴茎勃起功能障碍形象地比喻为心血管疾病的"前哨战"。

2)氧化应激与血管内皮损伤:氧化应激是指细胞活性氧的生成和防止细胞活性氧损伤的抗氧化能力之间失去平衡。有资料表明，原发性高血压、肾血管性高血压和恶性高血压、盐敏感性高血压、环孢素诱导的高血压患者均存在氧化应激增强。阴茎勃起功能障碍可以作为血管内皮损害的早期标志。

3）细胞间信号传导：Rajasekaran 等研究发现，RhoA/Rho 激酶活性随着血压的增高而同步升高，结果导致阴茎海绵体血管收缩反应过强，造成海绵体充血障碍。综上所述，高血压可以通过上调 RhoA/Rho 激酶活性，通过 Ca^{2+} 敏感性途径诱导阴茎血管和平滑肌的收缩性增强，最终诱导阴茎勃起功能障碍的发生。

4）高血压所致海绵体平滑肌细胞间连接的变化：研究发现，平滑肌细胞间的连接在人阴茎海绵体平滑肌细胞群的协同反应中起着重要作用。Becker 等报道，高血压患者海绵体组织中间质增多，平滑肌细胞减少、胶原纤维增生、弹力纤维减少及白膜结构改变，并且认为间质胶原纤维增多可能减少细胞间紧密连接的数量，影响电偶联与代谢偶联途径的细胞间信号的传导，而细胞间信号传导是调控海绵体张力的重要因素。这表明海绵体平滑肌细胞间连接蛋白有可能成为阴茎勃起功能障碍治疗的一个靶点。

5）心血管疾病与男性勃起功能障碍：心血管疾病，尤其是冠心病与男性勃起功能障碍有密切关系，它们具有相同的高发因素，包括糖尿病、高血压、高脂血症、肥胖和嗜烟等。Montoris 等调查了 700 例冠心病患者，发现 42%～57% 患者有男性勃起功能障碍，而在隐性冠心病患者中，勃起功能障碍的发生率亦高达33.8%。在另一方面，勃起功能障碍又是许多心血管疾病的预警指标。研究表明，100%的1型糖尿病患者在发生冠心病之前已患有男性勃起功能障碍，而且多在33.8个月之前。

正常的血管内皮细胞产生许多血管舒缩因子，包括一氧化氮、前列腺素，尤其是前列环素和血栓素A2等。心血管疾病导致男性勃起功能障碍的主要机制是血管内皮细胞功能损伤。

(4) 阴茎海绵体硬结症与其他相关疾病

1) 掌腱膜挛缩症：掌腱膜挛缩症流行于北欧及其他欧美地区，是由于手掌皮下组织增生，形成许多结节和条索结构，导致手指关节继发性挛缩的进行性组织纤维变性病。其病因不明，与种族、遗传、慢性酒精中毒、癫痫、创伤、糖尿病、风湿性关节炎、痛风及人类免疫缺陷病毒等因素有关。早在1833年Gui Jlaume Dupuytren 在巴黎就做过一个专题报道，170多年来对于该病的发病原因的探究一直是医学界关心的热门课题。

随着老龄化的加快，掌腱膜挛缩症的发生逐渐增多，严重影响了中老年特别是男性患者的生活质量，而且，通过流行病学研究，其病因及发病机制尚有很多不确定性，给本病的治疗带来很大困难。故该病在分子生物学，特别是基因层面的研究有待进一步加强。目前关于掌腱膜挛缩症的相关研究有以下几方面。

细胞结构：早期医学发现挛缩的掌腱膜有大量胶原组织增

生，遂认为伤口中新生的胶原是掌腱膜挛缩的原动力。20世纪50年代的实验研究提示收缩组织中的细胞对于挛缩起重要作用。

细胞生物学/生长因子/细胞因子：在20世纪80年代早期，细胞生长因子与自身的受体结合的生物学反应被称为自分泌生长控制。自此以后，细胞生存于各种生长因子及其受体的平衡系统中的概念也已成为共识。这些生长因子可以单独发生作用，或者联合发生作用。

阴茎海绵体硬结症与掌腱膜挛缩症的相关性尚不能肯定，但是已经有两种病同时存在的病例报道。1999年，Connelly报道1例中年男性患者，在诊断阴茎海绵体硬结症后5年又罹患掌腱膜挛缩症。这两种病均存在胶原纤维的过度增生，如能证实两种病确实存在相同或相似的发病机制，将为我们寻找治疗掌腱膜挛缩症的方法提供新的思路。掌腱膜挛缩症患者伴随体征及家族史情况：Brener和Krause-Bergmann（2001）统计了德国北部Hanover州566例掌腱膜挛缩症患者的资料，其中91.2%为纯德国北部人，12.5%有家族史，男性患者平均年龄为56岁，女性发病比男性晚10年。6.7%的患者并发有阴茎海绵体硬结症或有足跖部纤维增生性病变。Luck的报道也发现有阳性家族史者占23.4%。McFarlane统计家族史为27%。

糖尿病是掌腱膜挛缩症发病的一项重要危险因素，这已达成共识。无论是1型糖尿病，还是2型糖尿病，其患者中掌腱膜挛缩症发病均明显升高，但发病率报道不一。2003年，Aric等研究发现，有21.8%的糖尿病患者罹患掌腱膜挛缩症；1997年，Arkkila等研究结果也表示，2型糖尿病的发病率为14%；而他在另一项研究中，对166例1型糖尿病患者进行了随访，结果有4%的患者发生掌腱膜挛缩症。目前哪一型糖尿病更易患掌腱膜挛缩症，尚有争议，但有研究表明，胰岛素注射治疗糖尿病较口服药物治疗更易增加掌腱膜挛缩症的发生，其发病机制尚不明了。目前糖尿病引发掌腱膜挛缩症的机制，多倾向于微循环障碍学说，即糖尿病引起末梢循环差、局部缺血，导致多种细胞因子及氧自由基释放，刺激成纤维细胞增生分化，胶原合成增加，纤维组织局部增生，从而引发掌腱膜挛缩症。但这还仅仅是一假说，是否存在其他发病机制，还有待进一步研究。值得注意的是，糖尿病患者还易引发腕管综合征、扳机指、凝肩等运动系统疾病，这些疾病可能与掌腱膜挛缩症有相同或相近的发病机制。

高脂血症特别是高甘油三酯血症与掌腱膜挛缩症相关，一般认为角膜老年环与血脂代谢异常有关。Caroli等研究发现，336例掌腱膜挛缩症患者中，有近60%具有角膜老年环，而同时有54.8%患者存在血脂异常。前面提及甘油三酯及其代谢产物在成纤维细胞增生中起重要的作用，所以，不难解释其引发掌腱膜挛缩症的可能性，同时对解释糖尿病、饮酒、癫痫等引发掌腱膜挛缩症更为有利，因为这些疾病也可不同程度地伴有血脂代谢异常。

免疫系统：Ncumuller 等研究发现掌腱膜挛缩症患者人类白细胞抗原 -DR3 表达呈阳性改变。有人报告，在艾滋病患者中发现掌腱膜挛缩症发生率为 36%，不过有人持反对意见。

总之，掌腱膜挛缩症是一种系统性疾病，无论手术疗法与非手术疗法都是对症治疗，我们应该寄希望于基因治疗，辅以手术疗法或非手术疗法来纠正畸形，以恢复功能。

2）鼓室硬化：鼓室硬化是中耳鼓室腔黏膜（包括鼓膜固有层）在炎症等各种原因刺激下出现的病理生理变化。光镜下主要表现为透明样变及钙磷沉积，电镜下表现为磷酸钙化合物及其周围缠绕的胶原纤维，其以鼓膜和听骨链为最主要发病部位，较少累及乳突。除此之外，鼓岬部、上鼓室等处也是其可能的原发部位。其在慢性中耳炎的发生率为 3%～43%。鼓室硬化的主要原因为感染、机械损伤及自身免疫紊乱和医源性操作。

Koc 等用电耳镜观察 1024 例动脉粥样硬化患者鼓室硬化发生率为 66.6%；300 例健康人鼓室硬化发生率为 12.0%。动脉粥样硬化患者鼓室硬化发病率显著高于正常人群，认为鼓室硬化与动脉粥样硬化一样具有硬化性退行性病变基因。Koc 等进一步发现鼓室硬化男女发病率之比为 2.29∶1，说明鼓室硬化可能存在遗传因素。Dursun 等对鼓室硬化患者血清中人类白细胞抗原进行检测，并与健康人群对照，发现鼓室硬化患者血清人类白细胞抗原 -B35 和人类白细胞抗原 -DR3 明显高于健康人群组，认为鼓室硬化可能存在着免疫遗传性的病因。人类白细胞抗原-A2、人类白细胞抗原-A3与反复发作的急性化脓性中耳炎明显相关，也证明了鼓室硬化的免疫机制。

此外血清胆固醇高可能促进鼓室硬化的发生。Pirodda 等观察40例高胆固醇患者和41例健康人群鼓膜或鼓室硬化斑情况，发现高胆固醇患者中有9例（22.5%）存在硬化斑，健康人群仅2例（4.9%）存在硬化斑，差异有统计学意义。阴茎海绵体硬结症与鼓室硬化症之间的关系及其发病率均不清楚。

23. 阴茎海绵体硬结症引起阴茎弯曲的鉴别诊断

（1）阴茎弯曲的流行病学

阴茎弯曲可分为先天性阴茎弯曲和继发性阴茎弯曲。先天性阴茎弯曲较少见，总发病率为37/10万，常见于尿道下裂患者，每300个新生儿中就约有1个为尿道下裂患儿，而其中1/3的患儿伴有阴茎弯曲。但也有不伴尿道下裂的先天性阴茎弯曲，称原发性阴茎弯曲，约占尿道下裂患者的3%～4%。继发性阴茎弯曲是由阴茎海绵体硬结症、创伤、感染、皮肤硬化症等疾病引起，其中由阴茎海绵体硬结症引起者较常见，总发病率为388.6/10万。

阴茎弯曲畸形多伴有勃起时疼痛，严重者可以导致性交困难，甚至无法插入阴道，或勉强插入会造成女方不适或不满，无法完成性生活。

(2) 阴茎弯曲的病因

阴茎弯曲的病因有：①阴茎筋膜发育异常：Buck 筋膜和皮下肉膜发育异常时，牵扯阴茎引起弯曲。②阴茎白膜发育异常：由于阴茎腹侧与背侧白膜发育不均衡，一侧过短而对侧相对过长致使阴茎弯曲，可呈腹曲、背曲或侧曲，弯曲程度最重者可达90°。③阴茎海绵体硬结症：由阴茎海绵体硬结症引起的继发性阴茎弯曲是由于反复创伤导致白膜局部炎症反应及纤维化，最终斑块形成，引起阴茎弯曲加重。④皮肤硬化症：Tony 等报道了2 例由皮肤硬化症引起的阴茎弯曲，其是由于机体免疫反应的异常引起阴茎白膜广泛纤维化，致使阴茎弯曲。⑤尿道及海绵体发育异常：在胚胎期因雄激素缺乏或不敏感导致尿道及海绵体发育停顿或发育不良所致。Dessati 等观察发现，24～26 周的早产儿也常有阴茎弯曲，但几个月后可以自然恢复正常。故认为阴茎在胚胎发育中需经过不同程度的腹侧弯曲，但阴茎发育停止在腹侧弯曲阶段时即形成不伴尿道下裂的阴茎弯曲。此外，阴茎弯曲的方向与海绵体发育是相关的，如阴茎海绵体与尿道海绵体两者发育不匀称，即发生腹侧或背侧弯曲；如两侧阴茎海绵体发育不对称时，阴茎则会发生左、右侧弯曲。

(3) 阴茎弯曲的病理分型

先天性阴茎下曲是小儿泌尿生殖系统常见病，多数出现在尿道下裂患者中。单独存在称为无尿道下裂阴茎下曲畸形或单纯性阴茎下曲畸形，国内报道较少。对其病因及分类长期以来存在争议。Young（1937）提出阴茎弯曲系先天性短尿道所致，行尿道板横切可予以矫正。Devine 和 Horton 等（1973）则认为弯曲的原因是尿道周围筋膜组织发育异常，需要切断尿道板的情况很少，并将无尿道下裂阴茎下曲畸形分为 3 型，具体如表 2 所示。

表 2　无尿道下裂阴茎下曲畸形分型一

分型	定义	发育情况
Ⅰ 型	尿道仅由一层薄的黏膜管组成，位于皮下，无尿道海绵体及其周围筋膜，阴茎被尿道下及两旁的纤维组织牵拉向腹侧弯曲，此型病变最严重	尿道发育不良，尿道深层纤维化组织引起下曲
Ⅱ 型	尿道海绵体发育正常，但 Buck 筋膜及 Dartos 筋膜发育不良牵拉阴茎引起腹侧弯曲。	浅、深筋膜发育异常
Ⅲ 型	尿道海绵体及 Buck 筋膜发育正常，阴茎弯曲由发育不良的 Dartos 筋膜引起。	仅浅筋膜发育异常

1982 年，Kramer 将阴茎海绵体背腹侧白膜发育不平衡所致的阴茎弯曲归为第Ⅳ型。1998 年，Dannahoo 等总结了 87 例无尿道下裂阴茎弯曲患者，根据术中所见及手术治疗方式也将其分为Ⅳ型（表 3）。

表3　无尿道下裂阴茎下曲畸形分型二

分型	定义
Ⅰ型（皮肤挛缩型）	通过阴茎皮肤脱套术即可矫正弯曲的患者
Ⅱ型（筋膜先天发育不良型）	阴茎 Dartos 及 Buck 筋膜有纤维组织形成，导致阴茎弯曲，脱套后切除纤维组织可伸直阴茎者
Ⅲ型（阴茎海绵体发育不对称型）	阴茎海绵体发育不对称，而尿道海绵体发育良好，无尿道挛缩，行白膜折叠术，必要时行 Nesbit 术或真皮白膜补片术矫正弯曲者
Ⅳ型（先天性短尿道型）	较少见，先天性短尿道，可以牵拉阴茎使阴茎向腹侧弯曲，应行尿道成形术矫正弯曲者

（4）阴茎海绵体硬结症引起阴茎弯曲的诊断方法

中老年人发现阴茎背侧的慢性硬结，阴茎松弛时无不适感，勃起时有疼痛及阴茎背弯或侧弯，X 线平片上偶见钙化阴影，一般通过症状和体征虽可确诊，但仅依靠对硬结的触诊不能了解病变的全貌，尤其是阴茎海绵体间隔附近的硬结，更难以仅用触诊法明确诊断，也给治疗带来一定影响。

Andresen 等总结 20 例阴茎海绵体硬结症患者 X 线、超声及 MRI 的检查结果，发现高分辨率超声检查不仅可以清晰显示白膜增厚程度、硬结大小、形态及钙化情况，且可准确定位，并依据声像图的不同提示不同的病理变化，优于 X 线及 CT，应列为首选。阴茎海绵体硬结症的超声声像图分三种：Ⅰ型，白膜增厚，无声晕，病灶密度略强；Ⅱ型，中度钙化像，伴典型声晕，病灶密度略强；Ⅲ型，重度钙化，伴典型声晕，病灶密度增强明显。MRI 仅对提示病灶的炎症反应有价值。

动力输注海绵体内压测量及海绵体造影法（dynamic infusion cavernosometry and cavernosography，DICC）：海绵体造影可以清楚地显示硬结的范围和大小，X 线片上显示的充盈缺损，一般与触知的硬结相适应，偶然亦出现在未被怀疑的区域，共同的发现是海绵体间隔增厚。动力输注海绵体内压测量能显示可能存在的动脉供血不足或静脉瘘等异常，术前可对勃起功能做出正确评价并估计手术成功率。Jordan 等总结 25 例阴茎海绵体硬结症患者手术前动力输注海绵体内压测量及海绵体造影法，结果 76% 发现有器质性静脉瘘，44% 存在动脉血流异常。

（5）阴茎弯曲诊断的注意事项

在阴茎弯曲诊断时应注意：①有无勃起时阴茎弯曲，可通过性视频刺激或人工勃起试验观察勃起时阴茎弯曲情况。②阴茎弯曲角度 ≥ 30°或因弯曲导致性交困难或不能性交者有手术指征。③阴茎弯曲应与先天性阴茎扭转发育不良、阴茎头型及冠状沟型尿道下裂相鉴别。

24. 阴茎结节常见疾病的鉴别诊断

触及阴茎结节在临床工作中并不少见，多种阴茎疾病都可以将其作为唯一症状。超声可清楚地显示阴茎皮下及其各组织的结构，从而对诊断提供重要帮助。

方毅等在33例阴茎可触及结节患者中，超声检查发现：低回声为主；血管瘤为混合回声，典型者呈网状，边界较清晰；神经鞘瘤边界清晰，包膜完整；淋巴瘤呈多房囊性回声；肌瘤为多发的低回声；阴茎海绵体硬结症炎性结节等肿瘤结节为不均匀的低回声；脂肪坏死可含浆液组织，无回声。33例中，阴茎肿瘤21例（63.63%），其中鳞癌9例、血管瘤6例、肌瘤1例。非肿瘤结节12例（36.36%），其中阴茎海绵体硬结症最多见（7例）。

（1）阴茎癌

1）概述：阴茎癌以鳞状细胞癌最为常见。发病年龄在41～60岁为高峰，发病率为1.3/10万～2.9/10万。其病因与包茎包皮过长、人种、环境因素、卫生习惯、尖锐湿疣、生殖器疱疹、癌前病变等有关。阴茎癌前病变包括巨大尖锐湿疣、阴茎头白斑病、阴茎角或皮角、干燥性色素脱失性阴茎头炎、间变丘疹病、阴茎乳头状瘤等。阴茎癌的扩散可通过直接浸润、血行扩散和淋巴转移。阴茎癌的治疗以局部切除、阴茎部分切除和阴茎全切除术为主。

2）诊断与鉴别诊断：阴茎癌的诊断以病理诊断为准。早期应重视包皮阴茎头炎的治疗，充分认识阴茎癌早期表现，正确处理癌前病变，对包茎的中老年患者应高度重视。典型阴茎癌患者，通过肉眼观察，结合临床表现不难诊断。但应与阴茎结核、阴茎海绵体硬结症、生殖器溃疡、阴茎硬下疳、阴茎软下疳、性病性淋巴肉芽肿、干燥闭塞性阴茎头炎等病相鉴别。

3）临床表现：阴茎癌患者由于绝大部分包皮过紧，早期病变不易显露，就诊时又常常较晚，肿瘤最初的确切发生部位不易确定。阴茎癌的早期病变为小结节、小溃疡、丘疹、乳头状疣、湿疹、红色斑块及白斑等为表现，以后逐渐增大，向外侵犯突破包皮，向内浸润阴茎海绵体。晚期可浸润至阴茎根部、阴囊、阴茎周围软组织。肉眼观察阴茎癌生长方式分两种类型，即外生疣块型和内生浸润型。外生疣块型多由结节、丘疹、乳头状疣、斑块等早期病变发展而来，早期单个或多个疣状病变，后逐渐增大，相互融合形成体积较大的瘤块，可为乳头状、分叶状、表面高低不平之蕈状及典型的菜花状。此类型可长至很大，将阴茎头、阴茎前半甚至整个阴茎"取而代之"；表面覆盖着炎性渗透出物，也可发生部分坏死、脱落形成溃疡，分泌棕黄色液体，味奇臭；也可形成菜花状癌块。此类型向深部浸润较慢，发生转移较晚。虽然瘤块较大，基底部可活动，晚期活动度才消失。内生浸润型则由小溃疡、湿疹、白斑等早期病变发展而来。但病变早期由于癌肿经常被包皮所掩蔽，除阴茎头部增大、包皮紧张外，病变的形态一般不易看清，周围为质硬、不规则高起的癌组织呈堤状，癌组织脆弱，易出血，转移发生率较早（图25）。

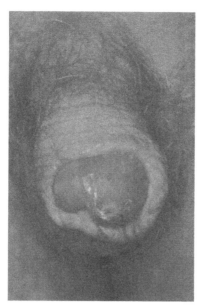

图25 阴茎鳞癌

当癌肿的发展侵及阴茎的大部或全部时，疼痛及其他症状将更加剧烈。当阴囊、阴囊内容物及耻骨前软组织被浸润后，出现巨大癌性肿块，剧痛难忍。浸润尿道海绵体后出现排尿疼痛、不畅、尿线变细或尿流分叉，甚至发生尿瘘，但很少发生尿道完全梗阻者。晚期患者全身状况逐渐衰竭，出现消瘦、贫血、食欲缺乏、精神萎靡等表现。

（2）阴茎结核

1）概述：阴茎结核是由结核分枝杆菌所致的一种阴茎皮肤结核，感染系体内结核杆菌血清播散所致，属皮肤丘疹坏死性结核疹。

2）临床表现：发生于阴茎头或包皮处，多表现为丘疹和小结节，轻度浸润，可出现坏死、化脓和溃疡，愈后留有瘢痕。病程慢性，可反复发作多年，一般无自觉症状，好发于青年，常伴其他结核。阴茎结核临床比较少见，临床表现易误诊为其他溃疡性疾病，如鳞状细胞癌、硬下疳等。鹿占鹏等报道1例误诊为阴茎癌的病例，阴茎头出现溃疡、结节，无痛痒，溃疡周边质较硬，曾误诊为"硬下疳"，但患者血清学检查阴性，溃疡面组织液暗视野检查未见梅毒螺旋体，患者无不洁性接触史，排除硬下疳可能。根据其溃疡潜行性及坏死组织形态，初步考虑阴茎结核，患者否认结核病史及结核病家族史，但结核菌素试验强阳性，胸片示增生性肺结核，确诊为阴茎结核疹，给予抗结核治疗有效。提示临床上遇到生殖器无痛性、质硬的溃疡时，在排除硬下疳时，应考虑阴茎结核的可能，在询问病史的同时积极进行实验室及其他辅助检查，必要时行局部病变组织病理学检查。

3）治疗：寻找体内结核灶，全身治疗为主：异烟腙 0.5 g，口服，2～3次/日；异烟肼 0.1 g 口服，3次/日；链霉素 0.5 g，肌内注射，2次/日，损害稳定后减量，共2～3个月；局部可用 5% 异烟肼软膏。

（3）阴茎硬化性淋巴管炎

1）概述：阴茎硬化性淋巴管炎又称 Mondor 病，是一种相当少见的皮肤病，表现为在冠状沟附近的皮肤呈条索状增厚，偶可累及阴茎背部，可有炎症或局部压痛，本病病因未明，但外伤可能是本病的一个重要的病因，偶有报道手淫与本病相关。

2）病因：阴茎硬化性淋巴管炎多数为皮肤机械性损伤，即摩擦、压迫和外来物质的进入（如通过注射）导致皮肤发生显著变化，但病毒感染、结核也可能为诱发因素。有报道通过血清抗体测定推测阴茎硬化性淋巴管炎可能与生殖疱疹病毒（HSV-Ⅱ）的感染有关。淋巴液回流停滞，引起淋巴管扩张，管壁增厚，淋巴液回流动力减小，淋巴管内栓子形成可能是形成该病的原因。研究发现粗暴手淫及频繁、剧烈性生活等可能是本病最重要的致病因素，临床症状的出现与以上诱发因素有一定的时间关系，最快的发病时间于手淫后10小时出现症状，最长的为性交后72小时出现症状，平均起病时间为32.5小时。

3）临床表现：阴茎硬化性淋巴管炎好发于20～40岁的男性，损害呈条索状，围绕阴茎的冠状沟或沿阴茎体分布，多发生于阴茎背侧或冠状沟处的皮下浅淋巴管，主要表现为阴茎背侧或冠状沟处皮下弯曲、蚯蚓状、软骨硬度的条索状或结节状肿物，不与表皮的皮肤粘连，可以皮下滑动，一般紧贴在皮下，皮疹半透明，触痛不明显，多数无自发性疼痛或不适，少数在勃起或性生活时出现疼痛，偶尔可形成溃疡，腹股沟淋巴结不受累，经2周或更长时间后自然消退。阴茎硬化性淋巴管炎需要与阴茎海绵体硬结症、阴茎中线囊肿和梅毒硬下疳相鉴别。阴茎海绵体硬结病以 40～60 岁成人最为多见，20 岁以下极少发生本病，表现为阴茎海绵体间隔的慢性纤维化、阴茎硬结或斑块，多位于阴茎远端，常导致痛性勃起，或勃起的阴茎呈弯曲形。阴茎中线囊肿为先天性疾病，多发生于 30 岁以前，皮损多发生于阴茎腹侧，特别是阴茎头部位，呈单发的、无症状的囊肿。

4）治疗：治疗方面，由于阴茎硬化性淋巴管炎病原因未明，且有自限性，不影响正常性生活，故有人认为不需要积极治疗。不过，大部分患者患病后心理压力较大，有诱发心理性阴茎勃起功能障碍的可能，故笔者认为治疗还是必要的。据病理显示，该病是一种淋巴管非感染性炎症，有学者用 X 射线治疗效果满意，应用抗生素、泼尼松、维生素 E 联合治疗或外用 1：5000 呋喃西林液等，可以取得满意效果。

（4）阴茎硬下疳

1）概述：阴茎硬下疳为一期梅毒的常见表现。梅毒是由密螺旋体属中的苍白螺旋体引起的一种慢性传染病，主要通过性交传染。梅毒表现极为复杂，几乎可侵犯全身各器官，造成多器官损害。梅毒螺旋体是小而纤细的螺旋状微生物，因其透明不易染色，又称苍白螺旋体，长 4～14 μm，宽 0.2 μm，有 8～14 个规则的螺旋。梅毒螺旋体系厌氧微生物，离开人体不易生存，不耐热，41 ℃可存活 2 小时，100 ℃立即死亡，耐寒力强，0 ℃冰箱可存活 48 小时，−78 ℃数年仍具有传染性。干燥、阳光、肥皂水和一般消毒剂很容易将螺旋体杀死。95%以上的梅毒通过性交由皮肤黏膜破损处传染，早期梅毒最具有传染性。梅毒螺旋体大量存在于皮肤黏膜损害表面，也见于唾液、乳汁、精液、尿液中。梅毒孕妇在妊娠4个月便可通过胎盘感染胎儿。在少见的情况下，接吻、哺乳、接触患者污染的衣物、毛巾、食具或经医疗器械和输血也可受感染而致病。

2）发病机制：梅毒螺旋体从破损的皮肤黏膜进入人体后，一方面在皮肤黏膜下繁殖，另一方面迅速侵入附近淋巴结，在2~3天经血液循环播散至全身，约经2~4周的潜伏期，在入侵部位发生炎症反应，称为硬下疳，如不治疗经3~6周硬下疳会自然消失，硬下疳存在的时期为一期梅毒。此后机体产生抗体，螺旋体大部分被杀死，硬下疳消失，进入无症状的潜伏期，即一期潜伏梅毒。未被杀灭的螺旋体仍在机体内繁殖，经6~8周，大量螺旋体再次进入血液循环引起二期早发梅毒造成皮肤黏膜、骨骼、眼等器官及神经系统受损。二期梅毒的螺旋体最多，随着机体免疫应答反应的建立，抗体大量产生，螺旋体又大部分被杀死期，二期早发梅毒亦自然消失，再进入潜伏状态，称为二期潜伏梅毒。此时临床上虽无症状，但残存的螺旋体仍隐藏于组织或淋巴系统内，一旦机体抵抗力下降，螺旋体再次进入血液循环，发生二期复发梅毒，以后随着机体免疫力的降低，病情活动与潜伏交替，2年后可进入晚期梅毒。晚期梅毒除侵犯皮肤黏膜、骨骼等处外，还侵犯心血管、神经系统，也有部分患者梅毒血清滴度下降，最后转阴而自然痊愈。

以上是未经治疗的梅毒的典型变化，但由于免疫差异与治疗影响，临床表现并不完全相同，有的患者可终身潜伏，有的仅有一期而无二期，或仅有三期梅毒症状。

3）临床表现：一期梅毒表现：①硬下疳：不洁性交后2～4周，于梅毒螺旋体入侵部位发生的炎症反应，90%发生在外生殖器，一般男性发生在阴茎的冠状沟、龟头、包皮、系带上（图26、图27）。男性同性恋常见发生于肛门、直肠等处；女性发生在大小阴唇、阴唇系带、子宫颈上。生殖器以外见于唇、乳房、舌、手指等处。硬下疳初起为一小红斑或丘疹，很快破溃或形成溃疡，典型的硬下疳呈圆形或椭圆形，直径为1～2 cm，边界清楚，周围堤状隆起，绕以红晕，基底呈肉红色，上有少量渗出物，内含大量梅毒螺旋体，传染性很强。硬下疳约经4周可不治而愈，留下浅表瘢痕。此外，硬下疳还有下列特点：a.损害多为单个；b.软骨样硬度；c.不痛；d.损害表面清洁。②近邻淋巴结肿大：硬下疳出现1～2周后，发生腹股沟淋巴结肿大，手指大小，常为单侧，不痛、较硬。表面无炎症，不化脓，称梅毒性横痃。梅毒血清试验：硬下疳发生2～3周后开始阳性，7～8周后全部阳性。一期梅毒的诊断依据：①有不洁性交史，潜伏期约3周；②典型症状，如发生在外生殖器的单个无痛的硬下疳；③实验室检查：暗视野显微镜下检查硬下疳处取材查梅毒螺旋体、梅毒血清试验。

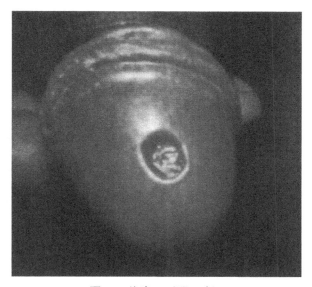

图 26　梅毒一（硬下疳）

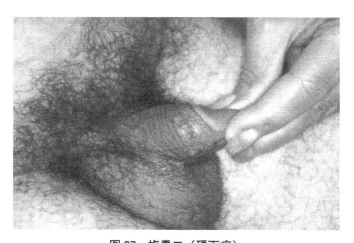

图 27　梅毒二（硬下疳）

二期梅毒表现：二期梅毒一般发生在感染后7～10周或硬下疳出现后的6～8周，梅毒螺旋体通过血行播散至全身，传染性大，以皮肤黏膜损害为主，亦见骨骼、感觉器官及神经损害。发疹前常有低热头痛，以及肌肉、关节及骨骼酸痛等流感样前驱症状。

三期梅毒（晚期梅毒）表现：三期梅毒发生在感染后2年，约占未经治疗梅毒患者的40%，其中15%患者发生良性梅毒（非致命部位，如皮肤黏膜、骨骼等）。10%～25%为心血管梅毒，10%为神经梅毒。发生的原因为早期未经治疗或治疗不彻底，机体对体内残余螺旋体的变态反应增加有关。在皮肤损害中，梅毒螺旋体极难找到，但动物接种可为阳性，因此，本期传染性弱或无传染性。但对机体组织破坏性大，如重要器官系统受累，则可造成残废和死亡。

阴茎海绵体硬结症的药物治疗进展

阴茎海绵体硬结症的主要治疗方式包括非手术治疗和手术治疗，非手术治疗主要应用于活动期，治疗目的是阻止或逆转疾病的进展，包括缓解阴茎疼痛、缩小甚至消除阴茎海绵体斑块、防止或减少阴茎弯曲变形、降低阴茎勃起功能障碍的发生率等。

国际泌尿外科学会指南仅推荐干扰素 α-2b、溶组织梭状芽孢杆菌作为保守治疗方法。但对苯甲酸钾、维生素 E、秋水仙碱、己酮可可碱和乙酰左旋肉碱等口服药物，以及病灶内注射维拉帕米、体外冲击波疗法、透明质酸、电化学灌注等在很多文献中都有提及。

目前治疗阴茎海绵体硬结症的药物根据给药途径的不同分为口服给药、局部病灶注射给药、局部皮肤涂抹治疗、电离子渗透治疗等。

25. 口服药物治疗阴茎海绵体硬结症

（1）维生素 E

维生素 E 是一种自由基清除剂，具有抗氧化作用，常用剂量为 100 mg/次、3 次/日，可长期服用。早期有学者报道应用维生素 E 400 mg/次、2 次/日，可以缓解阴茎疼痛，改善阴茎的弯曲度和减小阴茎硬结的体积。但 Gelbard 报道，应用维生素 E 组的患者与阴茎海绵体硬结症自然病程进展组的患者相比较，维生素 E 对阴茎勃起疼痛、阴茎的弯曲度及性交能力方面没有明显的治疗作用。Claro 等在一组前瞻性实验中认为大剂量维生素 E （1200 mg/d）联合体外震波治疗可明显改善患者阴茎变形和勃起功能。Prieto 等认为，应用维生素 E 200 mg/次、3 次/日，加用秋水仙碱 1 mg/次、2 次/日，可明显缩小阴茎海绵体斑块并改善阴茎变形。综上所述，维生素 E 对阴茎海绵体硬结症的治疗有待进一步研究。

（2）苯甲酸钾

苯甲酸钾可增高单胺氧化酶活性和组织的氧利用度，降低 5-羟色胺，从而降低纤维组织增生，可用以治疗阴茎海绵体硬结症，常用剂量为 20 g/d，3 个月为 1 个疗程。Weidner 等在随机对照实验研究中发现应用苯甲酸钾组的有效率为 74.3%，平均斑块大小由 259 mm 缩小到 142 mm，而对照组有效率为 50%，平均斑块大小由 259 mm 增大到 6 个月后的 303 mm，但 12 个月后略微缩小（233 mm），两组间存在明显差异，但两组间阴茎疼痛缓解率分别为82.6%、77.3%，无明显差异，两组患者阴茎弯曲变形均无明显改善。由此认为苯甲酸钾能缩小阴茎海绵体斑块，阻止阴茎畸形的进一步发展，但对缓解阴茎疼痛、纠正阴茎畸形无明确疗效。由于苯甲酸钾不良反应多且治疗费用高，未能推广应用。

(3) 秋水仙碱

秋水仙碱是抗微管药物，可抑制成纤维细胞和炎症细胞增生，增加胶原活性，降低胶原合成，Kadioglu在一组非对照实验研究中认为，其对阴茎海绵体硬结症有明确的治疗作用，但有些研究结果与之相反，如Safarinejad在一组随机双盲对照实验研究中，实验组给予秋水仙碱0.5～2.5 mg/d，疗程共4个月，结果发现实验组阴茎疼痛缓解率为60%，阴茎弯曲变形改善率为17.1%，阴茎斑块缩小率为10.5%，而对照组分别为63.6%、18.4%、10%，两组效果比较无统计学意义，因此，认为秋水仙碱对阴茎海绵体硬结症无明确治疗作用。

另有报道，秋水仙碱能诱发胶原酶的活性，减少胶原的合成。秋水仙碱一般用量0.6 mg/次、2次/日，治疗2～3周后如果无骨髓抑制，可继续服用3～4个月。Prieto等报告联合使用维生素E和秋水仙碱治疗早期阴茎海绵体硬结症23例，对照组口服非甾体抗炎药物布洛芬0.2 g/次、3次/日；联合用药组口服维生素E 600 mg/d，加用秋水仙碱1 mg/次，每12小时

1次。治疗6个月后评估阴茎疼痛、斑块大小和阴茎畸形，联合用药组阴茎勃起疼痛缓解高于对照组，对于阴茎海绵体硬结大小和阴茎的弯曲度方面，联合治疗组显著优于对照组。此外，Akkus应用秋水仙碱治疗24例阴茎海绵体硬结症，剂量为第一周口服0.6～1.2 mg/d，以后逐渐增加到1.8～2.4 mg/d，持续用药3个月，50%的患者阴茎海绵体硬结缩小，阴茎弯曲减轻，33%的患者发生胃肠道反应，如腹泻等。

（4）他莫昔芬

他莫昔芬可以促进成纤维细胞释放转化生长因子-β（transforming growth factor-β，TGF-β），转化生长因子-β通过灭活巨噬细胞和T淋巴细胞，对调节免疫反应、炎症和组织修复有重要作用。

他莫昔芬主要使纤维和血管生成少，炎症反应降低、有促进组织修复作用，常用剂量为20 mg/次，口服，2次/日，持续3个月为1个疗程，早期无对照研究认为其使阴茎斑块缩小率可达52%，阴茎弯曲变形改善率为22%，疼痛缓解率为50%，并认为对阴茎海绵体硬结症的疗效显著。但之后Teloken等在一组随机双盲对照实验中发现，他莫昔芬治疗组和对照组相比较，阴茎疼痛缓解率分别为66.6%和75%，阴茎弯曲变形改善率分别为46.1%和41.7%，阴茎斑块缩小率分别为30.7%和25%，两组结果比较均无统计学意义，由此认为他莫昔芬对阴茎海绵体硬结症无明确治疗作用。而 Ralph 等应用他莫昔芬治疗 36 例阴茎海绵体硬结症效果满意，20 例有阴茎勃起疼痛患者中 16 例消失，31 例有阴茎弯曲畸形者中 11 例减轻，35 例阴茎海绵体硬结缩小 1 cm 以上者 12 例。

（5）乙酰左旋肉碱和丙酰左旋肉碱

在早期的随机对照研究中认为，乙酰左旋肉碱、丙酰左旋肉碱单独或与维拉帕米病灶注射治疗联合应用对活动期和静止期的阴茎海绵体硬结症状均有疗效，可明显缓解阴茎疼痛、阴茎弯曲变形，以及缩小阴茎斑块，防止疾病进一步恶化。但近年 Safarinejad 在一组随机双盲对照实验中认为，丙酰左旋肉碱对阴茎疼痛、弯曲变形、斑块缩小均无明确疗效。因此，乙酰左旋肉碱和丙酰左旋肉碱疗效尚不确定。

26. 硬结内注射药物治疗阴茎海绵体硬结症

有许多种药物已经被用于阴茎海绵体硬结内局部注射治疗阴茎海绵体硬结症，也有许多报道口服药物与阴茎海绵体硬结内局部注射联合应用治疗阴茎海绵体硬结症。阴茎海绵体硬结内局部注射方法应用较早，是比较传统的治疗方法，目前仍在使用，以德国使用较为广泛，但其疗效尚不确定。

（1）糖皮质激素

糖皮质激素有抑制炎症和免疫反应、减少结缔组织增生的作用，常用的有地塞米松、曲安西龙和考地松。由于皮质激素具有强大的抗感染作用，并且可以减少胶原蛋白的合成，皮质激素成为最重要的斑块内注射治疗阴茎海绵体硬结症的药物。地塞米松和曲安西龙都曾用于阴茎海绵体结节内注射，常用其混悬液加2%利多卡因，曲安西龙剂量为2 mg/次，每6周注射1次，共6次，结节消失或明显减小者为33%。硬结内注射醋酸氢化可的松混悬液25 mg/次、每周2次，或注射地塞米松5 mg/次、每周2次，对早期轻微病变疗效较明显。但是局部注射激素治疗也有很多不良反应，包括局部组织萎缩、皮肤变薄、多次注射导致局部瘢痕组织形成等改变，给日后手术治疗造成困难。

Cipollone等在一组随机单盲对照实验研究中发现，应用倍他米松治疗组与对照组相比阴茎疼痛缓解率分别为66.6%和53.3%，阴茎弯曲变形改善率分别为20%和26.6%，阴茎斑块缩小率均为40%，两组结果比较均无统计学意义，由此认为倍他米松无明确疗效。但Dickstein等在回顾性实验研究中发现，对于慢性阴茎疼痛及严重勃起疼痛的患者采用局部皮下注射曲安西龙治疗，患者可获得疼痛缓解且无明显不良反应发生。

（2）曲安奈德和左卡尼汀

曲安奈德是一种中长效类固醇激素，具有较强抗炎、抑制纤维结缔组织增生、减少胶原蛋白形成的作用，并能抑制白细胞介素的合成和释放，从而降低T细胞向淋巴细胞的转化，减轻原发免疫反应的扩展。杨青山等探讨曲安奈德局部注射联合口服左卡尼汀治疗阴茎海绵体硬结症的疗效，对28例阴茎海绵体硬结症患者采用曲安奈德阴茎硬结内局部注射，每周1次，4次为1个疗程；联合左卡尼汀10 mL/次、3次/日，口服至少1个月；并长期服用维生素E胶丸100 mg/次、2次/日。随访3～18个月，平均10.6个月，其中7例硬结消失，16例硬结变软、缩小，4例无明显变化，1例治疗1个疗程后失访，总有效率达85.2%（23/27），无不良反应。

（3）维拉帕米

维拉帕米是一种Ca^{2+}通道阻断因子，可影响成纤维细胞的新陈代谢，干扰其增生和细胞外基质蛋白的合成分泌，增强胶原酶的活性，减少胶原纤维的形成，因此可以延缓、阻止甚至缩小阴茎海绵体斑块的作用。Rehman在一组研究中发现，对阴茎弯曲小于30°，无钙化形成的患者，维拉帕米病灶注射组斑块缩小率为57%，勃起功能障碍改善率为43%；而对照组均为28%，并认为维拉帕米病灶注射是治疗阴茎海绵体硬结症的一种有效方法。

Bennettt在一组研究中认为，行维拉帕米阴茎病灶局部注射基本无纠正阴茎变形的作用，但能明显阻止阴茎弯曲变形的发展。Cavallini等在一组研究中发现，采用相同剂量维拉帕米10 mg，不同稀释度（4 mL、10 mL、20 mL），每两周注射1次，共12次，20 mL稀释组疗效明显优于其他两组，而局部淤血的不良反应与其他两组无明显差异。此外，Shirazi等研究发现，患者在治疗24周后复查，维拉帕米病灶注射组与对照组比较，阴茎海绵体斑块缩小率分别为17.5%和12.8%，斑块软化率分别为30%和25.6%，阴茎疼痛缓解率分别为30%和28.2%，阴茎弯曲改善率分别为17.5%和23.1%，勃起功能障碍改善率分别为5%和2.6%，均无统计学意义。并认为行维拉帕米病灶注射治疗阴茎海绵体硬结症无效。

（4）盐酸维拉帕米

Levine首次应用钙通道阻滞剂——盐酸维拉帕米行阴茎海绵体结节内注射治疗，约42%的患者阴茎弯曲有改善，超过50%的患者性生活有改善，83%患者疾病的进展有减缓。钙通道阻滞剂对伤口愈合和炎症早期阶段关联的细胞因子表达有影响，并能增加胶原酶的蛋白溶解活性，主要不良反应为疼痛和出血斑。但阴茎海绵体硬结症应用盐酸维拉帕米注射治疗目前应用较少。

治疗方法：用10 mL注射器吸取盐酸维拉帕米10 mg溶于10 mL生理盐水中并局部注射，退针后按压2分钟以促进药物吸收，无须包扎。每2周注射1次，12次为1个疗程。张彤等应用此方法治疗15例阴茎海绵体硬结症患者，1个疗程后硬结消失2例，硬结软化11例；勃起疼痛消失8例、减轻5例，阴茎勃起弯曲改善者10例、痊愈2例，有效11例、无效2例，总有效率为86.7%。Bennett等人对94例阴茎海绵体硬结症患者进行局部盐酸维拉帕米注射治疗 6 个月，结果发现所有患者阴茎疼痛症状均有显著改善。Rehman 等研究也表明，局部注射盐酸维拉帕米对于病灶没有钙化、阴茎弯曲＜30°及勃起功能障碍的患者有显著疗效。

（5）干扰素 α

干扰素 α，包括干扰素 α-2a 和干扰素 α-2b，可抑制阴茎海绵体硬结症患者结节内成纤维细胞的增生，减少细胞外基质生成，增加胶原酶活性。干扰素的早期每次使用剂量相对较小为 $(1\sim3)\times10^6$ U，近年多采用较大剂量为 $(5\sim10)\times10^6$ U，但对其疗效的报道差异较大。Inal 等在一组前瞻性随机研究中对阴茎结节局部注射干扰素 α-2b，每周 1 次，共 12 次，发现单独使用干扰素 α-2b、联合应用维生素 E 或单独使用维生素 E 其疗效均无统计学意义。但 Hellstrom 等研究发现，应用干扰素 α-2b 5×10^6 U，每 2 周 1 次，共 12 周，与对照组相比，阴茎弯曲、斑块大小及硬度改善明显，但阴茎勃起功能评分无明显增加。笔者认为，各家结论不一致的原因可能与其使用的方案不同有一定关系。

（6）透明质酸酶和溶组织梭状芽孢杆菌

应用透明质酸酶和溶组织梭状芽孢杆菌治疗阴茎海绵体硬结症的相关研究报道较少。Lamprakopoulos 等对一组 112 例阴茎海绵体硬结症患者的研究中发现，应用透明质酸酶＋倍他米松＋利多卡因行阴茎海绵体硬结局部注射治疗的总有效率为 86%，治愈率及改善率分别为31%和55%；其中对阴茎疼痛、变形、斑块的治愈率分别为97%、32%和31%；对于病史不超过12个月，斑块小于22 mm的患者效果更加明显。

溶组织梭状芽孢杆菌是一种选择性攻击胶原蛋白的细菌酶，胶原蛋白是阴茎海绵体硬结症斑块的主要成分。溶组织梭状芽孢杆菌是美国食品和药物管理局批准用于治疗阴茎海绵体硬结症的第一种药物，可用于治疗成年男性阴茎弯曲＞30°的患者。Ziegelmann MJ和Hellstrom WJG等研究显示，接受溶组织梭状芽孢杆菌治疗的患者中，60.8%的患者症状得到改善，包括患者的心理障碍亦得以改善。Abdel Raheem A等认为，注射溶组织梭状芽孢杆菌期间予以阴茎牵拉或真空勃起装置组合来机械牵拉阴茎较单纯注射溶组织梭状芽孢杆菌疗效更好。研究显示，溶组织梭状芽孢杆菌的疗效可能和阴茎弯曲方向、硬结大小、钙化发生率及疾病持续时间有关，发病时间越短治疗效果越好。Carson CC等指出，在临床局部注射应用中报道最多的不良反应包括阴茎血肿（50.2%）、阴茎疼痛（33.5%）、阴茎肿胀（28.9%）、注射部位疼痛（24.1%）。有研究结果显示阴茎牵引疗法可增加阴茎长度，减少弯曲度，并增加周长，对勃起功能和勃起硬度也有明显改善，但其疗效取决于患者的依从性。报道显示，每天牵引2～8小时，持续12周，可获得满意的治疗效果，但部分患者不能坚持或出现阴茎头冠状沟红斑和不适感觉。

(7) 纯化梭菌胶原酶

纯化梭菌胶原酶具有分解胶原蛋白的作用，局部注射可缓解阴茎疼痛，使阴茎硬结吸收缩小，疼痛减轻，纠正阴茎弯曲，但临床相关报道较少。Gelbard 等在一组双盲对照实验中发现，应用人梭状芽孢杆菌提纯的胶原酶行阴茎海绵体结节内注射治疗，与对照组相比较发现，对轻、中度阴茎海绵体硬结症患者的斑块缩小、阴茎弯曲变形改善明显，但重度患者疗效不佳。Jordan 在一组单中心、无对照 25 例患者的治疗研究中认为，胶原酶可明显缩小阴茎斑块，纠正阴茎变形，并正在行双盲对照实验，以期对其疗效给予更准确地评价。Gerbard 用从人梭状芽孢杆菌提纯的胶原酶行阴茎结节内注射治疗 21 例阴茎海绵体硬结症患者，将疾病分为 3 度，注射不同剂量：轻度注射胶原酶 6000 U，中度注射 10 000 U，重度注射 14 000 U；另有 29 例阴茎海绵体硬结症注射生理盐水作对照，观察 3 个月，轻度和中度阴茎海绵体硬结症患者疗效明显，与对照组比较差异有统计学意义（$P < 0.05$），但对重度患者的疗效较差。

因此，纯化梭菌胶原酶被证实仅对轻、中度阴茎海绵体硬结症造成的阴茎畸形具有一定疗效，其主要机制是减少斑块内胶原蛋白含量，但对重度阴茎畸形则无治疗效果。

27. 经皮电离子渗透疗法治疗阴茎海绵体硬结症

由于阴茎海绵体硬结内注射药物可能造成疼痛和并发不良反应，一些学者开始试用局部经皮电离子渗透疗法。电离子渗透疗法是一种依靠在身体不同组织间施加电场来增加离子药物渗透率的技术。其原理是电场可促进带电粒子在组织中的转运，因此利用电极在病灶处制造电场，提升药物对皮肤的穿透力，增加药物在局部病灶内聚集，提高有效药物浓度，以减少药物的用量，这样在提高治疗效果的同时，降低药物的不良反应，故而它被认为是优于口服药物和局部注射治疗的一种非手术治疗方式。

早期报道的经皮电离子渗透治疗配方主要为维拉帕米＋地塞米松＋利多卡因。Di Stasi 等在一组前瞻性随机实验中，采用维拉帕米 5 mg ＋ 地塞米松 8 mg ＋ 2% 利多卡因 40 mg，并以 2.4 mA 电流治疗 20 分钟，每周 4 次，共 6 周（1 个疗程）。结果所有患者阴茎海绵体斑块均有缩小，斑块平均由 824 mm 缩小至 348 mm，阴茎弯曲改善率为 57%，阴茎弯曲变形角度由 43°降低为 21°；性功能改善率为 51%。

在 Di Stasi 等报道的另一组应用经皮电离子透入维拉帕米和地塞米松治疗阴茎海绵体硬结症的 49 例患者中，有 8% 斑块消失、74% 斑块缩小、18% 无改变；10% 阴茎弯曲得到矫正、弯曲角度减小者占 74%、维持不变者为 16%；疼痛完全缓解者为 88%；勃起功能完全恢复者为 42%、改善者为 17%；阴道插入能力改善者为 73%。除局部一过性皮疹外未发现其他不良反应。Greenfield 等在一组双盲对照实验研究中使用维拉帕米 10 mg 配成 4 mL 液体，给予 4 mA 电流治疗 20 分钟，每周 2 次，共 3 个月，结果发现 65% 的患者阴茎弯曲改善（平均改善 9.1°）、22% 无变化、13% 加重，虽然试验组改善率较高，但与对照组相比无统计学意义，并认为维拉帕米经皮电离子渗透法单独使用的疗效还需进一步研究。Tuygun 等在一组 51 例患者的治疗研究中采用维拉帕米＋地塞米松行经皮电离子渗透法治疗，每次 20 分钟，每周 2 次，共 2 个月，治疗结束后与治疗前比较，阴茎海绵体硬结缩小率为 24%，硬结大小由治疗前平均 72 mm 减小为 45 mm，阴茎弯曲畸形改善率为 26%，性功能改善率为 55%，阴茎疼痛消失率为 80%。

28. 外用药物治疗阴茎海绵体硬结症

（1）药物凝胶局部外用治疗阴茎海绵体硬结症

药物凝胶局部应用无明显不良反应，但药物的渗透能力值得怀疑，疗效不确切，相关报道不多。目前仅有维拉帕米和超氧化物歧化酶凝胶两种药物的应用报道。Fich 等在一组双盲对照研究中应用 15% 的维拉帕米凝胶治疗阴茎海绵体硬结症，发现治疗 3 个月和 9 个月时阴茎海绵体斑块分别缩小 55% 和 84.7%，阴茎弯曲畸形好转率为 43.6% 和 61.1%，阴茎疼痛改善率为 87.5% 和

100%，勃起功能改善率为72.7%和81.8%，并认为维拉帕米凝胶局部应用疗效明显。

（2）应用渭良伤科油治疗阴茎海绵体硬结症

阴茎海绵体硬结症发展缓慢，病因尚不明确，目前研究表明与阴茎损伤和反复感染密切相关，与维生素E缺少及自身免疫功能下降也有关。本症的中医学基本病理为气滞、血瘀、痰凝，属于"阴茎痰核""玉茎结疽"，主要采用活血化痰散结治疗。渭良伤科油是陈渭良教授的研究成果，主要中药有黄柏、地榆、栀子等，然后添加油剂进行炼制，有止血止痛、解毒消肿的功效，临床疗效十分显著。现代药理研究，外涂渭良伤科油后局部的血流发生改变，促进微循环起到修复组织的功效，同时热敷、按揉以改善局部血流、增强药物的吸收，可提高治疗效果。秦兆江等观察应用渭良伤科油治疗阴茎海绵体硬结症36例，将患者分为渭良伤科油组（治疗组）和维生素E联合秋水仙碱组（对照组）。治疗组20例局部应用外用渭良伤科油，对照组16例口服维生素E和秋水仙碱联合治疗，疗程均为4周，发现用渭良伤科油组治愈率和有效率分别为50%和85%，而对照组治愈率和有效率为12.5%和43.8%，两组比较有统计学意义。故渭良伤科油是治疗阴茎硬结症的有效药物，且价格低廉、不良反应小、使用方便。

体外冲击波治疗阴茎海绵体硬结症存在争议

29. 体外冲击波治疗阴茎海绵体硬结症的原理

体外冲击波碎石术是20世纪80年代由德国Dornier公司发明并应用于临床以治疗泌尿系统结石,主要由冲击波发射源、B超、X线影像诊断定位系统组成。体外冲击波碎石术与CT、MR被称为20世纪医学史上里程碑式的三大技术革命。冲击波的原理归纳如下:放电装置在水中高压放电,高压电经反射装置高度聚焦在第二焦点上,形成几百乃至上千万大气压的冲击波力致体内结石粉碎,而人体的器官及相邻组织却不至于有明显损伤。经过30多年的临床实践,由于冲击波的声学特性、光学特性、能量特性、应力作用及空化效应,冲击波已被用于多种疾病的治疗,如泌尿系统结石、阴茎海绵体硬结症、男性勃起功能障碍、肝胆胰胃等消化系统结石；骨骼肌系统损伤、劳损、感染、腱鞘疾病；颈、肩、腰、腿、股骨头坏死疾病及神经系统疾病等。此外，体外冲击波（extracorporeal shock wave，ESW）有望在21世纪应用于心血管缺血性疾病的治疗。体外冲击波是一种携带能量的特殊声波，对人体结缔组织、皮肤、脂肪、肌肉等组织损伤小，体外冲击波分为高、中、低3个强度等级，根据体外冲击波第2焦点的能量密度：高于 0.6 mJ/mm^2 为高能量，$0.28 \sim 0.6$ mJ/mm^2 为中能量，$0.08 \sim 0.28$ mJ/mm^2 为低能量。高强度体外冲击波用于泌尿系结石碎石治疗。中能量体外冲击波具有抗感染功能，用于骨科较常见。低能量体外冲击波具有促血管生成作用，可改善血液循环，用于治疗男性勃起功能障碍、阴茎海绵体硬结症、慢性前列腺炎等。Liu 等研究表明：①低能量体外冲击波治疗 300 mJ/（mm^2·次）次组可显著改善阴茎勃起功能；②低能量体外冲击波治疗使阴茎海绵体弹性纤维含量明显增加，长度亦明显增加；③平滑肌含量随着体外冲击波剂量增加而增加；④低能量体外冲击波治疗可以逆转糖尿病导致的阴茎海绵体中血管内皮细胞含量降低的情况，但剂量越增加，疗效越明显；⑤低能量体外冲击波治疗可使血管内皮生长因子、一氧化氮合酶表达增加。动物实验方面，低能量体外冲击波能改善糖尿病大鼠的阴茎海绵体成纤维细胞的病理状态，增加平滑肌和内皮细胞的含量。Liu 认为，低能量体外冲击波（能量 7.33 MPa、频率 2 Hz，每次 300 次冲击数）是一个潜在的治疗阴茎勃起功能障碍和阴茎硬结症的有效方式。

30. 体外冲击波治疗阴茎海绵体硬结症的疗效与现状

应用体外冲击波治疗阴茎海绵体硬结症是一种安全、非侵入性的方法，自 1989 年 Bellorofonte 等首次应用于阴茎海绵体硬结症以来，越来越多的学者关注此疗法，但其疗效仍存在广泛争议。Abdel 等研究表明，体外冲击波治疗阴茎海绵体硬结症有 59% 的患者临床症状得到改善，有 17% 的阴茎海绵体硬结症患者症状完全缓解，体外冲击波能缓解阴茎海绵体硬结症患者的疼痛、改善阴茎弯曲畸形、缩小并软化阴茎白膜硬结、提高性功能。但 Strebel 等认为，体外冲击波不能改善阴茎海绵体硬结症患者的阴茎弯曲畸形和硬结大小。故体外冲击波治疗阴茎海绵体硬结症还需要大量的临床对照研究，以得出确切结果。

蒋鹤松等为了系统地评价体外冲击波对阴茎海绵体硬结症的临床疗效，通过计算机检索 PubMed、Medline、Embase 数据库，纳入体外冲击波治疗阴茎海绵体硬结症的随机对照试验进行 Meta 分析。按照纳入和排除标准进行文献筛选，用 Jadad 量表对纳入的文献进行方法学评价，并提取资料，最终有 8 篇研究被纳入，共 930 例患者，其中体外冲击波组 606 例，对照组 324 例。Meta 分析结果显示体外冲击波治疗后阴茎勃起或疲软时疼痛缓解人数较对照组明显增加，有统计学意义（$P < 0.05$）。

阴茎海绵体硬结症患者阴茎疼痛主要是由于急性期炎症反

应导致的，随着自然病程进展到慢性期，疼痛也随之缓解。尽管 Baumann 和 Michel 发现体外冲击波对阴茎疼痛无明显改善，但是大量文献报道与自然病程相比，体外冲击波能加速阴茎海绵体硬结症患者阴茎疼痛不适的缓解。Michel 综述的文献表明，体外冲击波对阴茎海绵体硬结症患者疼痛的缓解率可达到60%~100%。此外，采用固定效应模型体外冲击波在改善患者性功能、增加性生活满意度方面明显优于对照组，有统计学意义（$P < 0.05$）。

勃起功能障碍严重影响了阴茎海绵体硬结症患者的生活质量，磷酸二酯酶 5 抑制剂作为治疗勃起功能障碍的一线用药，在阴茎海绵体硬结症导致的勃起功能障碍中的疗效却较差，但体外冲击波通过"空化效应"作用于微血管，可改善微循环。基于这一原理，Vardi 等发现体外冲击波对血管性勃起功能障碍有较好的疗效，与此同时大量研究表明体外冲击波也能提高阴茎海绵体硬结症患者的勃起功能，改善性生活质量。

目前的研究在体外冲击波对阴茎海绵体硬结症弯曲畸形改善方面，存在很大的争议。采用固定效应模型与对照组相比，体外冲击波治疗可以改善患者阴茎弯曲畸形。有研究表明，体外冲击波能减小阴茎弯曲角度 1.43°～11°，而对照组仅为 0.9°～5°。Shalom 等发现体外冲击波能改善 47% 患者的阴茎弯曲畸形，同样 Leb-ret 等发现体外冲击波治疗后有 53.7% 的患者勃起后阴茎弯曲角度减小。但是也有大量文献表明体外冲击波对阴茎海绵体硬结症阴茎弯曲畸形无明显作用。因此，目前对阴茎海绵体硬结症导致的阴茎严重弯曲畸形仍建议进行手术治疗。

关于阴茎白膜斑块方面共有 6 个研究，采用固定效应模型体外冲击波在缩小和软化阴茎海绵体硬结症白膜斑块方面治疗组明显优于对照组，有统计学意义（$P < 0.05$）。而 Hauck 研究发现，体外冲击波对阴茎海绵体硬结症白膜斑块无治疗作用，但是本文显示体外冲击波治疗后阴茎海绵体斑块缩小或消失的人数为 60%（312/520），而对照组为 28.2%（79/280）。近年来也有学者发现，体外冲击波不仅可以缩小斑块而且能软化斑块。

热疗与真空负压治疗阴茎海绵体硬结症

31. 热疗治疗阴茎海绵体硬结症的报道

应用热疗治疗阴茎海绵体硬结症的方法仅有来自意大利罗马那不勒斯大学的 Perugia 等于 2005 年报道过 1 次。该组 60 例均为活动期患者，采用局部热疗，温度为 39～40 ℃，每次 30 分钟，每周 2 次，共 5 周，1 个月后再给予 10 周的治疗，并与维拉帕米 10 mg 病灶注射治疗组（每周 1 次，共 3 个月）进行比较分析发现，热疗能明显缩小阴茎斑块、减轻阴茎变形、改善阴茎勃起功能，但是对勃起疼痛的治疗两组无明显差别。热疗疗法经济、痛苦少、不良反应少、患者依从性好，但其疗效还需进一步研究确定。

32. 真空负压治疗阴茎勃起功能障碍的疗效

真空负压吸引装置（图28），用特制套管套在阴茎上，抽吸成负压，使阴茎充血胀大，被动勃起然后在阴茎根部置橡皮弹力圈，限制阴茎静脉回流，去除装置后可性交。负压吸引法具有无创、并发症少、使用不受限制等优点，适用于阴茎海绵体硬结症及各种原因引起的阴茎勃起功能障碍，但有患者感到射精后精液不能排出体外，淤积在尿道而引起不适。

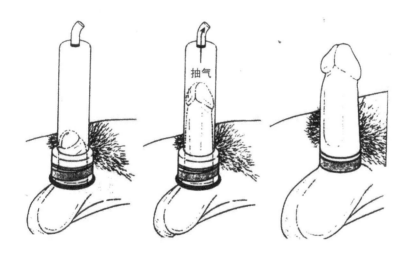

图28 真空负压装置引起阴茎勃起示意

真空负压治疗阴茎海绵体硬结症引起的阴茎勃起功能障碍的原理是通过负压的吸引使阴茎海绵体被动扩张、拉伸，刺激阴茎海绵体神经、肌肉、血管组织释放更多的神经递质一氧化氮，同时海绵体扩张可增加血流速度，提高流体切应力，有助于激活内皮性一氧化氮合酶活性，从而增加一氧化氮的释放，这有助于阴茎海绵体进一步舒张、伸展，通过负压的抽吸作用，阴茎血液循环加速可减少血栓的形成，疏通堵塞的血管，改善患者阴茎海绵体血管内皮细胞的功能，虽然物理牵拉可能引起斑块重建，但能在一定程度上保护海绵体平滑肌，抑制纤维化的进展，保护阴茎勃起功能。

杨应国等探讨真空负压联合维生素 E、他莫昔芬治疗阴茎海绵体硬结症的临床疗效，对 40 例阴茎海绵体硬结症患者随机分为观察组和对照组，每组 20 例，观察组患者均采用真空负压联合口服维生素 E、他莫昔芬治疗。对照组患者单纯给予口服维生素 E、他莫昔芬治疗，观察对比两组患者的临床疗效及自评阴茎勃起硬度、弯曲度、勃起疼痛改善情况，进而评价患者性生活质量改善情况。结果发现，观察组总有效率为 75%，对照组为 50%，两组比较有统计学意义（$P < 0.05$）。

真空负压治疗所致的负压环境使阴茎海绵体血运明显改善，同时用模拟阴道温度的水循环对阴茎进行按摩，促进阴茎组织的代谢，从而改善了阴茎海绵体硬结周围的环境，有利于硬结软化。此外，负压环境致阴茎勃起使白膜厚度变薄，强制延伸了病变组织，恢复了组织弹性，促进硬结的软化和吸收。

放射治疗阴茎海绵体硬结症

33. 单纯放射治疗阴茎海绵体硬结症

阴茎海绵体硬结症的放射治疗已有多年,目前欧洲仍在使用,每次照射剂量平均为 2 Gy（0.5～8 Gy）,总剂量为 20 Gy,多数报道认为,可明显缓解阴茎勃起疼痛、缩小阴茎斑块、改善阴茎弯曲变形、不良反应较少且轻微(主要为轻微的急性皮炎和尿道炎),并认为放射治疗是治疗阴茎海绵体硬结症的有效方法。但这些报道均非前瞻性、随机对照实验,大部分为回顾性分析且大部分报道来源于非泌尿外科专业杂志,因此其疗效还需进一步观察,目前不推荐作为阴茎海绵体硬结症常规治疗方案。

34. 放射联合局部注射药物治疗阴茎海绵体硬结症

霍立志等探讨放射治疗联合局部药物注射治疗阴茎海绵体硬

结症的疗效。对 38 例阴茎海绵体硬结症患者给予直线加速器放疗，总剂量 12～16 Gy，同时给予醋酸可的松 1 mg + 2% 利多卡因 1.0 mL 硬结内注射 0.8 mL，其余注射到硬结四周。35 例患者均得到随访，治疗后阴茎硬结消失 22 例、缩小 10 例、无变化 3 例，有效率为 91.4%。放射联合局部注射药物治疗阴茎海绵体硬结症方法简单，效果可靠，患者未见明显并发症。

（1）直线加速器：其能够产生 β 射线（电子线），β 射线作用于硬结组织可破坏成纤维细胞增生、减少胶原蛋白合成与沉积，该射线剂量容易控制、照射野定位准确、深度浅、剂量低，适于治疗阴茎海绵体硬结症。由于引起皮肤放射性损伤最低剂量是 16 Gy，所以控制照射剂量在 12～16 Gy，治疗效果理想，不会发生明显并发症，但放疗不能治愈所有患者。

（2）醋酸可的松：其是糖皮质激素，可抑制细胞增生及生物合成，促进细胞凋亡，能够使组织中的 α2- 巨球蛋白和 α1- 抗胰蛋白酶减少，解除这两种物质对胶原酶活性的抑制作用，进而使胶原酶的活性增加并导致胶原降解，达到缩小阴茎海绵体硬结的目的。

中医治疗阴茎海绵体硬结症的进展

35. 阴茎海绵体硬结症的病因病机

古代文献有类似阴茎海绵体硬结症的记载：明·江机《外科理例·囊痈》描述："一弱人，茎根结核，如大豆许，劳则肿痛。"清代《外证医案汇编·流痰》："痰阻于皮里膜外，气多肉少之处，无血肉化脓，有形可凭，即成痰块、痰包、痰核、痰疬等症。"《素问·厥论》指出："前阴者，宗筋之所聚，太阳阳明之所合也。"张景岳说："宗筋聚于前阴，前阴者，足之三阴、阴明、少阳及冲、任、督、跷九脉之所会也。九者之中，则阳明为五脏六腑之海，冲为经脉之海，此一阴一阳总乎其间，故曰阴阳总宗筋之会也。"《灵枢·经脉》曰："经脉者，所以能决死生，处百病，调虚实，不可不通。"宗筋受伤，脉络不畅，血瘀凝聚成结，或肝肾阴虚，痰浊化热，痰热瘀结于宗筋，或脾胃失运，内生痰浊，下注凝聚宗筋成结。张立国等认为，从中医学理论分析，本病当责之肝、脾、肾三经相合为患。情志不遂令肝郁气滞、血行不畅，气滞血瘀阴器；纵欲无度，伤耗肾精，致阴虚而行迟缓，血瘀于阴器；喜食肥甘，饮酒过度，损伤脾胃，蕴生痰湿，痰湿下注，凝结于阴器。治疗上当以祛湿除痰、理气通络、化瘀软坚法。

周少虎教授认为，本病多属于实证，由气血不畅、脉络不通，瘀血聚结而成，多属血瘀阻滞为患，治疗当以活血通络，化瘀散结为主。自拟验方"化瘀消结汤"治疗，取得了显著的疗效。方药组成：泽兰 15 g，关黄柏 15 g，醋三棱 15 g，醋莪术 15 g，醋乳香 10 g，王不留行 15 g，红花 10 g，醋延胡索 15 g，川楝子 15 g，乌梅 10 g，徐长卿 15 g，甘草片 6 g。方中醋三棱和醋莪术两药相须为用，加强破血祛瘀散结为君药。醋延胡索辛散温通，活血行气止痛；川楝子苦寒降泻，疏肝泻火、行气止痛，二者伍用，起到疏肝泻火、行气活血止痛之功效。泽兰、醋乳香、广东王不留行、红花活血化瘀，祛瘀生新共为臣药。佐以徐长卿祛风止痛，关黄柏清热燥湿，乌梅酸甘化阴、生津护正，攻瘀而不伤正。最后以甘草片调和诸药。诸药合用，共奏疏肝通络，活血祛瘀，理气止痛，气血通畅，硬结自消。

姜杰将阴茎海绵体硬结症分型为脾肾两虚寒痰阻络型和肝经气滞血瘀阻络型。脾肾两虚寒痰阻络型：症见阴茎背侧有硬结，按之如软骨感，阴茎勃起疼痛或弯曲，时伴腰膝酸软，性欲减退，甚则阳痿，舌淡薄，脉沉缓或沉弱。治疗原则为温补脾肾，化痰软坚。方剂可选阳和汤、二陈汤、活络效灵丹3方合用。若软坚力不足者加夏枯草，化瘀力不足者加莪术、鸡血藤、地龙。另外，可配合服用中成药如阳和丸、小金丹、散结灵片、夏枯草膏等。

肝经气滞血瘀阻络型：症见阴茎背侧硬结，按之如软骨，轻度疼痛，阴茎勃起疼痛或弯曲，少腹坠胀或睾丸掣痛，随情绪变化加重或减轻，舌质有瘀点，脉沉弦或沉涩。治疗原则为疏肝理气、化瘀散结。方剂可选用复方活血汤合海藻玉壶汤。若化瘀散结力不足者可重用穿山甲，睾丸痛者加白芥子、川楝子，少腹坠胀者加香附、小茴香，为防肝阳暗耗，可重用白芍。另外，可服用中成药大黄䗪虫丸、西黄丸等。

36. 中西医结合治疗阴茎海绵体硬结症的效果

中医称本病症为"玉茎疽"或"阴茎痰核"。中西医结合方案中的中药处方是以软坚散结为主，辅以活血祛瘀、理气益气、清热解毒之品而成，从而软化肿块。方中主以穿山甲、软坚散结，消肿止痛，辅以当归尾、赤芍、乳香、没药活血，散瘀以止痛，青皮理气行滞以消肿，天花粉、浙贝母、皂角刺、黄柏清热解毒以散结，三棱、莪术活血散瘀滞、消癥瘕，生北芪托毒而补气。与康宁克通 A 联合使用可协同抑制阴茎海绵体硬结症的纤维蛋白合成，提高胶原酶活性并减少胶原合成。

有学者观察中西医结合治疗阴茎海绵体硬结症术后复发患者的疗效，自拟活血化瘀补肾散结汤，药物组成：黄芪 15 g，党参 12 g，当归 10 g，牛膝 10 g，赤芍 10 g，乳香 9 g，没药 9 g，莪术 9 g，柴胡 10 g，荔枝核 9 g，陈皮 9 g，补骨脂 12 g，枸杞子 12 g，茯苓 9 g，甘草 3 g，川芎 9 g，桔梗 9 g，桑葚 9 g，香附 10 g，枳实 9 g。每日 1 剂，水煎 300 mL，分 2 次温服。同时口服维生素 E 200 mg，每日 2 次，1 个月为 1 个疗程。服用该方剂的 21 例患者中，治愈 6 例、显效 10 例、有效 3 例、无效 2 例，总有效率为 90.5%。

疗效评价标准：痊愈为阴茎海绵体硬结及临床症状消失；显效为硬结减小 75% 以上或明显变软，临床症状大部分消失；有效为硬结减小 30% 以上或变软，但临床症状改善不明显；无效为硬结缩小不足 30%，临床症状无改善。

我国医学将硬结类疾病归为阴茎痰核的范畴，其病机为肝郁气滞、饮食不节、脾胃虚弱或外感寒湿邪，下注宗筋，可凝结成痰核，治宜活血通络、化痰散结。小金丸药方最早见于《外科全生集》中，主要成分为麝香、木鳖子、草乌、枫香脂、乳香、没药、五灵脂、当归、地龙、香墨等，方中诸药均为活血通络、理气止痛之良品，合用能消肿、化瘀止痛，用于阴疽初起，皮色不变，肿硬作痛，以及多发性脓肿、瘿瘤、瘰疬等病，均有良好疗效。杨顺利等观察口服小金丸配合药物局部注射治疗阴茎海绵体硬结症的临床疗效，将56例阴茎海绵体硬结症患者随机分为观察组与对照组，每组各28例。对照组患者采用结节内注射复方倍他米松注射液治疗，观察组在对照组基础上口服小金丸，治疗4周后评价疗效及不良反应，并在治疗结束后3个月和12个月，患者自评阴茎疼痛、阴茎弯曲、阴茎勃起障及性生活能力改善情况。结果发现，观察组患者的总有效率为85.71%，高于对照组的64.29%，两组比较有统计学意义（$P < 0.05$），不良反应发生率两组差异无统计学意义，患者有轻微局部出血点及血肿，无需特殊治疗均可自愈，红肿、瘙痒情况在服药停止后缓解。治疗结束后3个月，观察组患者阴茎疼痛、弯曲、勃起功能障碍有明显改善，性生活能力自评情况均优于对照组（$P < 0.05$）。治疗结束后12个月，观察组患者阴茎勃起功能障碍、性生活能力自评分均优于对照组（$P < 0.05$）。

杨峰涛等探讨中西医结合治疗阴茎海绵体硬结症的临床疗效，将63例阴茎海绵体硬结症患者分为中西医结合组33例和对照组30例，中西医结合组应用软坚散结、活血祛瘀、清热解毒的中药方剂加局部注射康宁克通A；对照组行阴茎海绵体硬结局部注射康宁克通A。中西医结合组总有效率为87.88%，对照组为56.67%，两组比较有统计学意义（$P < 0.01$）。具体治疗方法：

中西医结合组采用阴茎硬结内局部注射康宁克通 A 40 mg，每周 1 次，2 周为 1 个疗程。服用中药方剂为穿山甲 12 g，贝母 10 g，赤芍 8 g，当归尾 10 g，皂角刺 10 g，天花粉 10 g，乳香 6 g，没药 6 g，青皮 7 g，黄柏 10 g，生北芪 12 g，三棱 10 g，莪术 10 g，隔天 1 剂，水煎服，服用 15 剂。对照组直接阴茎海绵体硬结内局部注射康宁克通 A 40 mg，每周 1 次，连用 2 周。

（赵　鸿　陈　燕　整理）

干细胞治疗阴茎勃起功能障碍还有一段漫长的征途

37. 干细胞的基本概念

干细胞（stem cells，SCs）是指那些具有长期自我更新和产生至少一种终末分化细胞能力的细胞，就如同树的枝干，是一群结构和功能未特殊分化的原始细胞。干细胞有两个重要的特点，第一个是自我更新，指的是干细胞在长期的细胞增生过程中，每次细胞分裂后产生的子代细胞中至少有一个（或同时两个）还保持着细胞的原始状态，即干细胞能够长期的进行自我复制；第二个重要的特点是分化能力，干细胞在特定条件下能够分化产生一种或多种终末细胞，分化后的终末细胞具有特殊的结构，能够执行特定的功能。干细胞是一类具有多向分化潜能的细胞，能向包括内皮细胞、平滑肌细胞、施万细胞和神经元细胞在内的多种细胞类型分化，因此，具备针对器质性阴茎勃起功能障碍各种损伤进行靶向治疗的潜在价值。

　　干细胞治疗勃起功能障碍的研究逐年增多，研究结果显示单纯的干细胞或者经基因修饰的干细胞均能改善勃起功能，甚至有希望治愈阴茎勃起功能障碍。干细胞的获取有胚胎干细胞和成体干细胞，胚胎干细胞虽然具有多能性，但其获取需要破坏胚胎，因此受到伦理和法律的限制，目前研究仅限于动物实验，未能在临床上应用。成体干细胞（如骨髓干细胞、脂肪干细胞、肌源干细胞、尿源干细胞等）的获取相对简单安全，并且不存在伦理问题。因此，成为阴茎勃起功能障碍治疗研究理想的种子细胞。

　　干细胞根据分化潜能由高到低依次可分为全能型、多能型、多向潜能型三种类型。受精卵属于全能型干细胞，可以分化成任何细胞类型，从而可以发育成一个完整的个体（包括胚胎和支持胚胎发育的胎盘等胚外组织），就人类而言，全能型干细胞只存在于胚胎发育的前三天，目前尚不能体外成功培养扩增全能型干细胞。胚胎干细胞、胚胎癌细胞（embryonic carcinoma cells，ESCs）、胚胎生殖细胞（embryonic germ cells，EGCs）则属于多能型干细胞，具有分化形成三个胚层不同细胞类型的潜能，但不能分化出胎盘等胚外组织，其中胚胎干细胞是目前最具研究和应用价值的多能型干细胞。成体干细胞（adult stem cells，ASCs）则属于多向潜能型干细胞，广泛存在于成体的不同组织中，用于维持组织器官结构和功能的稳态，其分化能力与胚胎干细胞是有区别的，往往分化成局限在同一胚层或同一系统内的多种细胞类型，故也有人将其称为单胚层多能性干细胞，而将胚胎干细胞称为三胚层多能性干细胞。

近年来干细胞治疗概念在医学领域逐渐成为研究的热点，尤其在损伤修复领域，干细胞治疗方兴未艾，然而关于其疗效发挥的具体作用机制仍存在争议。干细胞本身具有多向分化潜能，同时还可能通过旁分泌机制发挥作用，近年来干细胞治疗旁分泌作用越来越受到学界关注，已经有大量研究证实其在干细胞治疗过程中发挥的重要作用。目前认为干细胞旁分泌作用可能通过细胞外囊泡（extracellular vesicles，EVs）的方式实现。

38. 间充质干细胞治疗勃起功能障碍尚处于早期阶段

间充质干细胞（mesenchymal stem cells，MSCs）是来源于中胚层的成体干细胞，广泛存在于全身结缔组织和器官间质中，以骨髓组织中含量最为丰富，此外还存在于胎儿脐血、胎盘、肝脏、脂肪等多种组织中。间充质干细胞具有高度增生、自我更新和多向分化潜能，在不同诱导条件下，可分化为软骨、骨、骨骼肌、肌腱、脂肪等中胚层细胞，同时还可以向外胚层的神经细胞和内胚层的肝卵圆性细胞分化。

目前间充质干细胞应用于阴茎勃起功能障碍治疗尚处在早期阶段，相关研究报道为数不多。2007年来自韩国的Song研究小组将经过处理的人源性骨髓间充质干细胞植入健康年轻大鼠的阴茎，两周后取阴茎组织标本检测发现，阴茎组织中有内皮细胞和平滑肌细胞特异性抗原的表达，这表明骨髓间充质干细胞具有向内皮细胞和平滑肌细胞分化的潜能，从而有望用于血管性阴茎勃起功能障碍的治疗。因此，很多早期研究认为间充质干细胞是通过直接分化为内皮细胞、平滑肌细胞而改善勃起功能。随后，越来越多的研究发现经海绵体注射的间充质干细胞在阴茎局部停留的时间短暂，治疗28天后在海绵体内就已基本上观察不到所标记的干细胞了，后来逐渐认为间充质干细胞旁分泌的各种细胞因子可能是其治疗作用的关键。

39. 脂肪来源干细胞治疗阴茎勃起功能障碍有其独特的优势

脂肪来源干细胞（adipose-derived stem cells，ADSCs）是从脂肪组织的基质血管成分中分离的多能祖细胞，具有自我更新及多向分化潜能，并且可以分泌多种参与组织修复的生长因子。与其他组织来源相比，脂肪组织来源丰富，取材方便，对患者损伤小。另外，脂肪来源干细胞易于培养和扩增，逐渐成为治疗阴茎勃起功能障碍的理想干细胞来源。

脂肪来源干细胞治疗阴茎勃起功能障碍采用的方式主要为阴茎海绵体内注射（intracavernous injecte，ICI）。临床前期研究表明，脂肪来源干细胞在治疗阴茎勃起功能障碍方面呈现出明显的有效性和独特的优势，部分研究已进入临床实验阶段，其治疗效应主要是通过旁分泌作用实现的。脂肪来源干细胞有进一步用于临床阴茎勃起功能障碍治疗的前景，实施更多的随机安慰剂对照临床实验及进一步明确其中的相关修复机制，可能是今后研究者们需进一步深入探索的方向。

阴茎海绵体硬结症手术治疗进展

阴茎海绵体硬结症的治疗中保守疗法的效果不确切，采用放射疗法、离子透入类固醇、胶原酶局部注射等，均不能使瘢痕吸收或溶解。手术治疗仅限于阴茎海绵体硬结症导致严重阴茎疼痛或弯曲，而且经保守治疗无效并影响正常性生活的患者。手术的时机一般是等待病情稳定后，通常在发病后12～18个月，采用切除瘢痕并移植皮片的方法进行治疗，术后75%～85%的患者能进行满意的性交。

手术前知情同意至关重要，外科医生应全面、详细地告知患者病情及预后，如手术目标是使阴茎残余畸形＜20°，术后可能存在阴茎矫正不完全、弯曲复发、阴茎长度缩短、阴茎的性刺激减弱和勃起功能障碍等，使患者充分了解手术的潜在局限性，降低手术期望值，从而提高术后满意度。

目前，阴茎海绵体硬结症主要手术方式有3类：①阴茎斑块切除白膜折叠术（阴茎白膜缩短术）；②斑块切除补片修复术（阴茎白膜延长术）；③阴茎假体植入术。外科治疗方案没有统一的标准，一般根据阴茎弯曲的程度、临床表现，以及患者的期望值来综合考虑，同时还应该评估患者阴茎的血管条件，如果并发血管损害和阴茎勃功能障碍，要综合考虑其手术方式。手术适应证：①阴茎弯曲、局部缩窄、凹陷超过一年；②病情稳定3个月以上，阴茎弯曲影响性生活；③阴茎短缩。术前须进行彩色超声多普勒检查和海绵体内血管活性药物注射，综合评估阴茎海绵体血流和阴茎远端弯曲情况，如果血流和远端情况满意，可以考虑做阴茎矫正，否则要考虑进行阴茎假体植入。

40. 阴茎白膜缩短术是一种安全的手术方式

（1）Nesbit 术

对阴茎勃起功能良好、阴茎长度足够、弯曲在阴茎远端而没有阴茎静脉沙漏和阴茎缩窄的阴茎海绵体硬结症的患者，Nesbit 术是一种比较理想的术式。Nesbit 在 1965 年首次报道手术治疗 3 例先天性阴茎弯曲患者，术后效果良好，手术方法为弯曲阴茎的凸侧做 1 个到几个梭形横切口，切除 1 块到数块梭形白膜，切除范围为 0.5～1.0 cm，用不吸收线缝合，术毕海绵体内注水诱导阴茎勃起观察弯曲纠正情况并调整，患者术后阴茎稍短缩，但由于阴茎弯曲纠正，对性交影响不明显。1990 年 Yachia

将 Nesbit 术进行了改良，该手术不切除白膜，在凸侧纵切横缝，切口可为一个或者多个，手术后患者满意率为 79%～95%。Darewicz 报道仅切除白膜斑块的手术方式，方法为平行斑块纵向切开白膜，从内面切除斑块，保留白膜外层，直接原位缝合白膜，该手术方式对白膜表面血管神经损伤小，节约手术时间，还保持了阴茎的长度，满意率达 85%。尽管改良术式很多，但 Allafh Syed 等认为任何一种改良的 Nesbit 术，都需要长期的随访才能和经典的 Nesbit 术加以比较，他们采用了经典的 Nesbit 术矫正由阴茎海绵体硬结症导致的继发性阴茎弯曲，做了长达 84 个月的术后随访，术后患者满意率为 76.2%，阴茎弯曲完全矫正者达 61.9%，9.5% 的患者仍存在严重的阴茎弯曲，其中 1 例因为术后 1 周阴茎勃起导致缝线断裂所致，50% 的患者术后无阴茎缩短，38.1% 的患者虽有阴茎缩短但并不影响其性生活。78.6% 的患者诉术后无阴茎感觉的变化。此外，Gianfranco Savoca 等对 218 例阴茎弯曲患者同样进行了长达 89 个月的术后随访，术后整体满意率为 83.5%，87.1% 的患者有良好的勃起功能，17.4% 的人出现阴茎缩短，其中仅有 2.3% 的人影响到性生活，11% 有阴茎头感觉的改变。他们认为对阴茎海绵体硬结症导致继发性阴茎弯曲的患者，病情需稳定 6 个月以上再行手术治疗，改善性生活质量是手术治疗的主要目的，术后阴茎缩短会导致患者较严重的心理问题，外科医生术前要和患者对这一情况充分交流。另外，该术式可用于矫正任何角度的阴茎弯曲，但阴茎短小患者建议采用其他方法治疗。

（2）阴茎白膜折叠缝合术

对阴茎大小、长度足够的患者，阴茎白膜折叠缝合是一种相对保守、安全、有效的治疗手段，曾被认为是一种治疗阴茎海绵体硬结症较为理想的手术方式。其具体手术方法为不切开也不切除阴茎白膜，用不吸收缝线一条或多条折叠缝合以减小创面张力，此法克服了 Nesbit 术中阴茎包皮脱套而损伤血管神经，以及白膜切开引起的海绵体损伤和出血，可取局部切口，约 30 分钟可完成手术。Giammusso 用低张力阴茎白膜折叠方法治疗阴茎海绵体硬结症患者，随访 30 个月，患者满意率达到 96%。该方法优点是多点缝合可以减少白膜张力，罂粟碱诱导的勃起状态可随意调节阴茎弯曲度，手术方法相对简单。

阴茎白膜折叠缝合术是 Nesbit 术的一种改良，其目的是减少对勃起组织的创伤，减少并发症。但是从长期看，还是原始的 Nesbit 法效果比较可靠。Syed 等报道应用 Nesbit 方法治疗 57 例阴茎海绵体硬结症患者，38 例（90.5%）阴茎完全伸直（26 例）或轻度弯曲（12 例），仅有 4 例仍有严重阴茎弯曲，21 例有阴茎缩短，其中 16 例不影响性活动。因此认为 Nesbit 法的长期效果优于改良折叠法。

41. 硬结斑块切除白膜延长术

对阴茎弯曲严重、斑块较大、阴茎短小者，推荐阴茎白膜延长术，即切开或切除有硬结斑块的白膜后用修复材料覆盖缺损。

（1）斑块切除：硬结斑块彻底切除曾经是标准治疗方法，但阴茎硬结斑块的病变范围常常超越斑块，因而过多的切除白膜有可能导致勃起功能障碍。

（2）手术适应证：阴茎海绵体硬结症有明显勃起痛、阴茎弯曲引起性交困难者，或非手术治疗无效、勃起功能正常的患者。

（3）手术方法：①仰卧位，于阴茎根部扎好止血带。②可选包皮环切口，特别是患者需进行包皮环切时最合适。于中线一侧纵向切开 Buck 筋膜，切断并结扎旋静脉分支。③沿背侧神经、血管剪开筋膜，向两侧牵开，将背侧神经、血管与 Buck 筋膜一起游离抬起，牵向一侧（图 29）。④通过蝶状头皮针向阴茎海绵体内注射生理盐水，使阴茎勃起，减轻畸形程度及瘢痕对勃起的影响程度。松开止血带，待勃起消退后重扎止血带。⑤在瘢痕周围画线确定范围，在其两侧缝数针牵引线。⑥沿画线切开白膜并剔除瘢痕，使形成一星状切口。任何切除海绵体勃起组织都是不必要的。⑦在下腹部髂嵴处，用手工或植皮刀将皮肤厚约 0.3 mm 的表层去掉，然后切除真皮作皮片，大小与缺损处相似，剪除皮片的皮下组织。将皮片与白膜缺损处内侧缘用 4-0 不吸收缝线间断缝合 4 针，将皮片底面中心缝合 1 针固定于中线的中隔上，然后连续缝合，每3针锁缝1次。确保缝缘紧密、无渗漏，重新注水促使其勃起，观察畸形矫正情况。用4-0可吸收合成线闭合Buck筋膜，用细线间断缝合皮下组织及皮肤，皮下放置引流条，稍加包扎。皮片的选择也可采用睾丸鞘膜，比较容易获取（图30）。

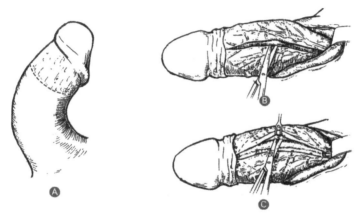

图29 阴茎海绵体硬结症矫正术

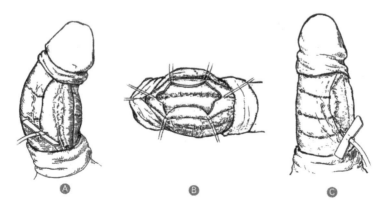

图30 阴茎海绵体硬结症矫正术

（4）术后处理：①术后 1～2 天拔除引流条。3 天后松解包扎。②术后 3 个月内皮片可能收缩，此时应在勃起时适当按摩，抵消收缩趋势。术后 3 个月皮片逐渐软化，阴茎勃起会更直。③术后应用己烯雌酚（乙底酚）防止勃起，应用广谱抗生素预防感染。

（5）术后并发症：①早期并发症：以局部出血、感染和皮肤坏死较为常见。②感觉减退：以阴茎头部多见，在一定时期内可以恢复。③阴茎硬结复发：术后复发直接影响手术效果。④阳痿：阴茎硬结症手术后出现阳痿既不是由白膜上的瘢痕引起，也不是移植皮片的手术引起，而与患者的心理因素有关。因此，心理学治疗对外科治疗的最终结果是同样重要的。

42. 斑块切开白膜延长术

由于斑块切除可能造成阴茎白膜及海绵体缺损过大，导致勃起功能障碍的危险较高，故现在一般都主张仅做斑块切开，即在阴茎勃起状态最大弯曲处切开斑块，用生物材料修补缺损区。硬结斑块切开静脉补片是最常用的方法，具体操作：切开 Buck 筋膜，游离阴茎背侧的血管神经束，牵开、暴露斑块及其周围的白膜，在斑块处做一个横行的 H 形切口，然后取部分大隐静脉（取腹股沟下方大隐静脉比较方便）剖开成片状静脉，根据缺损的大小，可能需要合并缝合几个静脉，静脉采用面积略大于缺损，血管内皮面朝向勃起组织，采用 3-0 或 4-0 可吸收缝线间断缝合。Egydio 等对 33 例阴茎海绵体硬结症患者进行斑块切开牛心包膜修复白膜术，术后阴茎弯曲纠正率为 88%，阴茎延长平均 2.21 cm。Kargi 等也对 12 例有阴茎弯曲的阴茎海绵体硬结症患者进行斑块切开自体阔筋膜修复白膜术，随访 1 年以上后，未发现阴茎勃起功能障碍和阴茎弯曲，所有患者对阴茎长度满意。此外，静脉修复材料也被用于白膜的修复重建，采用的一般是阴茎背静脉和隐静脉，Lue 等对 112 例阴茎海绵体硬结症患者进行斑块切开大隐静脉修复白膜术，96% 患者阴茎弯曲纠正，满意率达 92%，这可能与静脉内皮可以释放一氧化氮，从而防止血肿形成和增进阴茎勃起功能有关。

43. 阴茎白膜补片修复术常用的移植物

阴茎白膜补片修复术常用移植物包括自身组织（皮肤、静脉壁、睾丸鞘膜、腹直肌腱膜、口腔颊膜）、尸体组织（心包、冰冻脑膜）、猪小肠黏膜下组织及合成材料涤纶等。一般认为自身大隐静脉从弹性和组织相容性来看都是最为理想的，可以从踝部或腹股沟切取大隐静脉，从腹股沟处取静脉因离阴茎近，取材方便，缺点是手术时间长。早期临床和生物学资料显示，猪小肠黏膜下组织是很有前途的生物材料，弹性好，可以减少手术时间。心包膜由于来源广泛、具有多向伸展性、较好的张力强度、厚薄适中、术中处理方便等优点，尸体心包膜作为白膜修复材料曾是人们研究的热点之一，心包膜作为修复材料主要起支架的作用，数月后随着新生血管的长入，心包膜逐渐被相关酶类吸收溶解。Hellstrom 等于 2000 年首次报道阴茎斑块切除术应用人心包膜修复阴茎白膜缺损治疗阴茎海绵体硬结症 8 例，术后随访 14 个月时有 5 例术后结节较大（＞2 cm × 5 cm），随访 30 个月时，3 例患者结节缩小（＜2 cm × 5 cm），但仍然存在。2003 年该研究机构再次报道该手术治疗阴茎海绵体硬结症，阴茎纠正率达到 79%。Levine 等报道心包膜移植治疗阴茎海绵体硬结症患者 40 例，平均随访 22 个月，阴茎勃起伸直率为 98%，满意性交者为 95%，70% 无辅助下有足够的勃起，30% 患者有阴茎勃起功能障碍需要药物治疗，40 例患者没有明显的修复材料相关并发症。

睾丸鞘膜也被用于阴茎白膜修复，Helal 等对 12 例阴茎海绵体硬结症患者进行了斑块切除睾丸鞘膜覆盖缺损处，患者有 58.3% 术后恢复阴茎勃起，但 41.7% 患者术后出现阴茎弯曲和性交困难，8.3% 患者阴茎头感觉迟钝，8.3% 出现阴茎静脉沙漏。

44. 阴茎假体植入术适用于严重阴茎弯曲和勃起功能障碍者

严重阴茎弯曲和勃起功能障碍者需进行阴茎假体植入术，大多数阴茎海绵体硬结症伴勃起功能障碍的患者植入可充气人工阴茎后可恢复垂直和勃起，但如果阴茎弯曲超过 20°，还必须进行阴茎矫正，方法包括白膜切开、白膜切开加白膜折叠联合应用、白膜切开配合材料修复等；如果阴茎弯曲为单侧或者弯曲大于 90°则可能需要阴茎假体和材料修复联合应用。目前较为适用的阴茎假体是美国生产的 AMS-CX 或 CXM、Alpha One 和 Alpha Narrow，充气囊不能大于阴茎海绵体，否则会加重阴茎弯曲和产生"S"形畸形，同时过大的充气囊也会影响假体的位置。

阴茎海绵体硬结症患者安置阴茎假体的附加操作有较高的手术风险，如血肿、尿道损伤和感染等。Rahman 等提出一种安置阴茎假体同时纠正阴茎弯曲的方法，在他的研究中，5 例严重阴茎弯曲者安置了充气三件套阴茎假体，用 2-0 不吸收缝线折叠缝合，其方法是在安置假体前缝合，安置假体后打结并矫正阴茎弯曲。随访 22 个月，无弯曲复发和其他并发症发生。

有研究认为，使用膨胀式阴茎假体技术治疗阴茎勃起功能障碍相关的终末期阴茎海绵体硬结症与阴茎严重缩短的患者是一种有效的选择，但此种手术目前仅能由经验丰富的外科医生完成。

参考文献

1. MATTHEW ZIEGELMANN, JOSH SAVAGE, AMIR TOUSSI, et al. Outcomes of novel penile traction device in men with peyronie's disease: a randomized, single-blind, controlled trial[J]. Urology, 2019, 202 (3): 599-610.

2. YAFI F A, DIAO L, DELAY K J, et al. Multi-Institutional prospective analysis of intralesional injection of collagenase clostridium histolyticum, tunical plication, and partial plaque excision and grafting for the management of peyronie's disease[J]. Urology, 2018, 120: 138-142.

3. GELBARD M, GOLDSTEIN I, HELLSTROM W J, et al. Clinical efficacy, safety and tolerability of collagenase clostridium histolyticum for the treatment of Peyronie disease in 2 large double-blind randomized, placebo controlled phase 3 studies[J]. Urology, 2013, 190 (1): 199-207.

4. YANG K K, BENNETT N. Peyronle's disease and injectable collagenase clostridium histolyticum: safety, efficacy, and improvements in subjective symptoms[J]. Urology, 2016, 94: 143-147.

5. MONCADA L, KRISHNAPPA P, ROMERO J, et al. Penile traction therapy with the new device Penimaster PRO is effective and safe in the stable phase of peyronie's disease: a controlled multicenter study[J]. BJU Int, 2019, 123 (4): 694-702.

6. ZIEGELMANN M J, VIERS B R, MCALVANY K L, et al. Restoration of penile function and patient satisfaction with intralesional collagenase clos-iridium

histolyticum injection for Peyronie's disease[J]. Urology, 2016, 195 (4pt1): 1051-1056.

7. WYMER K, ZIEGELMANN M, SAVAGE J, et al. Plaque calcification: an important predictor of collagenase clostridium histolyticum treatment outcomes for men with peyronie's disease[J]. Urology, 2018, 119: 109-114.

8. TERRIER J E, TAL R, NELSON C J, et al. Penile sensory changes after plaque incision and grafting surgery for peyronie's disease[J]. J Sex Med, 2018, 15 (10): 1491-1497.

9. MANIKANDAN R, ISLAM W, SRINIVASAN V, et al. Evaluation of extracorporeal shock wave therapy in peyronie's disease[J]. Urology, 2002, 60 (5): 795-800.

10. GARCIA GOMEZ B, RALPH D, LEVINE L, et al. Grafts for pey-ronie's disease: a comprehensive review[J]. Andrology, 2018, 6 (1): 117-126.

11. NEHRA A, ALTEROW R, CULKIN DJ, et al. Peyronie's disease: AUA guideline[J]. Urology, 2015, 194 (3): 745-753.

12. SCHWARZER U, SOMER F, KLOTZ T, et al. The prevalence of peyronie's disease: results of a large survey[J]. BIU Int, 2001, 88 (7): 727-730.

13. STUNT M, PERLAKY A, DES VINES F, et al. The prevalence of peyronie's disease in the United States: a population based study[J]. PLoS ONE, 2016, 11 (2): e0150157.

14. JUNG D C, PARK S Y, LEE J Y. Penile Doppler ultrasonography revisited [J].

Ultrasonography, 2018, 37 (1): 16-24.

15. ATES KADIOGLU, AHMET TEFEKLI, BULENT EROL, et al. A retrospective review of 307 men with peyronie's disease[J]. Urology, 2002, 168 (3): 1075-1079.

16. SEREFOGLU E C, TROST L, SIKKA S C, et al. The direction and severity of penile curvature does not have an Impact on concurtant vasculogenic erectile dysfunctIon in patients with PeyronIe's disease[J]. Int J Impor Res, 2015, 27 (1): 6-8.

17. LEVINE L A, BURNETT A L. Standard operating procedures for peyronie's disease[J]. Sex Med, 2013, 10 (1): 230-244.

18. GABRIELSON A T, SPITZ J T, HELLSTROM W J G. Collagenase clostridium histolyticum in the treatment of urologic disease: current and future impact[J]. Sexual Medicine Reviews, 2018, 6 (1): 143-156.

19. CORMIO L, MANCINI V, MASSENIO P, et al. Combined plaque incision, buccal mucosa grafting, and additional tunica albuginea plication for peyronie's disease[J]. Sex Med, 2019, 7 (1): 48-53.

20. SAYEDAHMED K, ROSENHAMMER B, SPACHMANN P J, et al. Bicentric prospective evaluation of corporoplasty with porcine small intestinal submucosa (SIS) in patients with severe peyronie's disease[J]. Worl J Urology, 2017, 35 (7): 1119-1124.

21. SEVESO M, MELEGARI S, DE FRANCESCO O, et al. Surgical correction of peyronie's disease via tunica albuginea plication: long term follow-up [J].

Andrology, 2018, 6 (1): 47-52.

22. CHOW A K, SIDELSKY S A, LEVINE L A. Surgical outcomes of plaque excision and grafting and supplemental tunica albuginea plication for treatment of peyronie's disease with severe compound curvature[J]. J Sexual Medicine, 2018, 15 (7): 1021-1029.

23. SALAS-HUETOS A, BULLÓ M, SALAS-SALVADÓ J. Dietary patterns, food sand nutrients in male fertility parameters and fecundability: a systematic review of observational studies[J]. Hum Report Update, 2017, 23 (4): 371-389.

24. SEREFOGLU E C, SMITH T M, KAUFMAN G J, et al. Factors associated with erectile dysfunction and the peyronie's disease questionnaire in patients with peyronie disease[J]. Urology, 2017, 107: 155-160.

25. TROST L W, MUNARRIZ R, WANG R, et al. External mechanical devices and vascular surgery for erectile dysfunction[J]. J Sex Med, 2016, 13 (11): 1579-1617.

26. PEARLMAN, TERLECKI R P. Safety and feasibility of platelet rich fibrin matrix injections for treatment of common urologic conditions[J]. Inv Clin Urol, 2018, 59 (1): 61-65.

27. ZIEGELMANN M J, VIERS B R, MONTGOMERY B D, et al. Clinical experience with penile traction therapy among men undergoing collagenase clostridium histolyticum for peyronie disease[J]. Urology, 2017, 104: 102-109.

28. MONCADA I, KRISHNAPPA P, ROMERO J, et al. Penile traction therapy

with the new device "Penimaster PRO" is effective and safe in the stable phase of Peyronie's disease: a controlled multi-centre study[J]. BJU International, 2019, 123 (4): 694-702.

29. CHUNG E. Penile reconstructive surgery in peyronie disease: challenges in restoring normal penis size, shape, and function [J]. The World Journal of Men's Health, 2018, 38 (1): 1-8.

30. CARSON C C, LEVINE L A. Outcomes of surgical treatment of peyronie's disease[J]. BJU International, 2014, 113 (5): 704-713.

31. HATZICHRISTODOULOU G, OSMONOV D, KÜBLER H, et al. Contemporary review of grafting techniques for the surgical treatment of peyronie's disease[J]. Sexual Medicine Reviews, 2017, 5 (4): 544-552.

32. SEXTON S J, GRANIERI M A, LENTZ A C. Survey on the contemporary management of intraoperative urethral injuries during penile prosthesis implantation [J]. J Sex Med, 2018, 15 (4): 576-581.

33. YAFI F A, PINSKY M R, STEWART C, et al. The effect of duration of penile traction therapy in patients undergoing intralesional injection therapy for peyronie disease[J]. Urology, 2015, 194 (3): 754-758.

34. MILENKOVIC U, ILG M M, CELLEK S, et al. Pathophysiology and future therapeutic perspectives for resolving fibrosis in peyronie's disease[J]. Sex Med Rev, 2019, 7 (4): 679-689.

35. HATZIMOURATIDIS K, GIULIANO F, MONCADA L, et al. EAU

guidelines on erectile dysfunction, premature ejaculation, penile curvature and priapism[J]. EAU Annual Congress London, 2017: 978-990.

36. ASKARI M, MOHAMAD MIRJALILI S A, BOZORG M, et al. The prevalence of peyronie's disease in diabetic patients [J]. Diabetes Metabolic Syndrome, 2019, 13 (1): 604-607.

37. DELL' ATTI L, GALOSI A B. Sonographic patterns of peyronle's disease in patient with absence of palpable plaques[J]. Urology, 2019, 44 (2): 362-369.

38. LEVINE LA, CUZIN B, MARK S, et al. Clinical safety and effectiveness of collagenase clostridium histolyticum injection in patients with peyronie disease: a phase 3 open-label study[J]. Sex Med, 2015, 12 (1): 248-258.

39. SHERER B A, LEVINE L A. Contemporary review of treatment options for peyronie's disease[J]. Urology, 2016, 95: 16-24.

40. MOHEDE D C J, DE JONG I J, VAN DRIEL M F. Medical treatments of peyronie's disease: past, present, and future [J]. Urology, 2019, 125: 1-3.

41. DALM V, DIK W A, THIO H B, et al. Fibrosing disorders: insights into pathogenesis and new treatment options[J]. Ned Tijdschr Geneeskd, 2015, 159: A8345.

42. BABU A, KAYES O. Recent advances in managing peyronie's disease[J]. F1000 Research, 2016, 5: F1000 Faculty Rev-2372.

43. NOBLE P W, ALBERA C, BRADFORD W Z, et al. Pirfenidone in patients with idiopathic pulmonary fibrosis (CAPACITY): two randomised trials[J]. Lancet,

2011, 377 (9779): 1760-1769.

44. RUSSO G L, MILENKOVIC U, HELLSTROM W, et al. Clinical efficacy of injection and mechanical therapy for peyronie's disease: a systematic review of the literature[J]. Eropean Urology, 2018, 74 (6): 767-781.

45. SOKHAL A K, JAIN N K, JHANWAR A, et al. Prospective study to evaluate the clinical outcome of intralesional interferon-α2b in the management of peyronie's disease[J]. Urology Annals, 2018, 10 (2): 154-158.

45. RICHELDI L, DU BOIS RM, RAGHU G, et al. Efficacy and safety of nintedanib in idiopathic pulmonary fibrosis[J]. Engl J Med, 2014, 370 (22): 2071-2082.

47. JANG S W, IHM S H, CHOO E H, et al. Imatinib mesylate attenuates myocardial remodeling through inhibition of platelet derived nodel of hypertension[J]. Hypertension, 2014, 63 (6): 1228-1234.

48. DROGO K MONTAGUE. New perspectives into peyronie's disease: etiology, management and prevention[J]. Urology, 2019, 125: 6-7.

49. CHUNG E, WANG R, RALPH D, et al. A worldwide survey on peyronie's disease surgical practice patterns among surgeons[J]. Sex Med, 2018, 15 (4): 568-575.

50. CLAVELL-HERNÁNDEZ J, WANG R. Penile size restoration with nondegloving approach for peyronie's disease: Initial experience[J]. J Sex Med, 2018, 15 (10): 1506-1573.

51. CARSON C C 3rd, SADEGHI-NEJAD H, TURSI JP, et al. Analysis of the clinical safety of intralesional injection of collagenase clostridium histolyticum (CCH) for adults with Peyronie's disease (PD) [J]. BJU Int, 2015, 116 (5): 815-822.

52. ABDEL RAHEEM A, CAPECE M, KALEJAIYE O, et al. Safety and effectiveness of collagenase clostridium histolyticum in the treatment of peyronie's disease using a new modified shortened protocol[J]. BJU Int, 2017, 120 (5): 717-723.

53. REDDY R S, MCKIBBEN M J, FUCHS J S, et al. Plication for severe peyronie's deformities has similar long-term outcomes to milder cases[J]. J Sex Med, 2018, 15 (10): 1498-1505.

54. WAYNE J G HELLSTROM, HOANG MINH TUE NGUYEN, LAITH ALZWERI, et al. Intralesional collagenase clostridium histolyticum causes meaningful improvement in men with peyronie's disease: results of a multi-institutional analysis[J]. Urology, 2019, 201 (4): 777-782.

55. 李志然, 马利民. Peyronie 病发病机制研究进展 [J]. 南通大学学报（医学版）, 2018, 38 (3): 206-210.

56. 李进兵, 刘宇, 郑德全, 等. 超声诊断阴茎硬结症的价值 [J]. 中国医学影像技术, 2019, 35 (4): 582-584.

57. 许士凯. 男性阴茎勃起生理的研究进展 [J]. 现代中西医结合杂志, 2003, 12 (14): 1457-1460.

58. 林桂亭, 辛钟成, Tom F Lue. 男性勃起功能障碍的基础研究进展 [J]. 中国男科学杂志，2006，20（9）：47-52.

59. 蒋鹤松，高庆强，朱磊磊，等. 外冲击波对阴茎硬结症的临床疗效 Meta 分析 [J]. 国际泌尿系统杂志，2017，37（1）：87-101.

60. 吴非，姜书山，胥桐，等. 体外冲击波治疗在胆、胰系统结石中的应用 [J]. 医学与哲学，2019，39（10）：18-20.

61. 邓智毅，王世飞. 鼓室硬化的研究进展 [J]. 右江民族医学院学报，2019，41（4）：444-448.

62. 刘晓军，刘勇，苏利国，等. 峰峰集团五矿职工及常驻人口掌腱膜挛缩症发病率调查 [J]. 中华骨科杂志，2008，28（3）：212-216.

63. 刘勇刚，孙毅海，陶卫琦，等. 螺旋 CT 三维血管重建技术在静脉性勃起功能障碍中的应用 [J]. 广西医科大学学报，2018，35（8）：1139-1140.

64. 徐诚成，潘宇宁，王国耀，等. 320-DVCT 对诊断动脉性阴茎勃起功能障碍的应用价值 [J]. 中国现代医生，2017，55（11）：87-90.

65. 赵水斌，郭飞，张利朝，等. 成人阴茎局部解剖及其临床意义 [J]. 临床泌尿外科杂志，2016，16（3）：173-175.

66. 孙发，杨宇如，石家齐，等. Peyronie's 病的外科治疗进展 [J]. 临床泌尿外科杂志，2008，23（2）：155-158.

67. 钟达川，朱选文. 阴茎弯曲的研究进展 [J]. 国际泌尿系统杂志，2008，28（1）：57-60.

68. 王为服，常乐，Suks Minhas. 第七届欧洲性医学大会会议纪要 [J]. 中华男科学，2005，11（11）：874-876.

69. 王超国,徐新建,张利新,等.中西医结合治疗阴茎硬结症术后复发21例[J].实用中医药杂志,2014,30(3):2016-2017.

70. 杨峰涛,邓汪东,王奕龙,等.中西医结合治疗阴茎硬结症33例[J].实用医学杂志,2008,24(12):2169-2170.

71. 程华焱,徐新建,刘涛,等.化瘀散结汤结合维生素E治疗阴茎硬结症术后复发21例[J].浙江中医杂志,2013,48(11):822-823.

72. 霍立志,井汉国,程镇,等.放疗联合局部注射治疗阴茎海绵体硬结症38例临床观察[J].山东医药,2008,48(30):7-8.

73. 罗军,靳风烁.Peyrone's disease的非手术治疗[J].国际泌尿系统杂志,2010,30(3):378-383.

74. 张形,郭军,宋春生,等.阴茎局部注射维拉帕米治疗阴茎硬结症15例临床观察[J].中国男科学杂志,2009,23(3):57-58.

75. 尚进,朱荣欣,方全,等.阴茎硬化性淋巴管炎1例并文献回顾[J].中国中西医结合皮肤性病学杂志,2016,15(5):317-321.

76. 赵峰,张红茹.糖尿病性阳痿行海绵体注射致佩罗尼氏病5例临床分析[J].河北职工医学院学报,2006,23(4):15-16.

77. 杨顺利,杨立杰.小金丸口服配合药物注射治疗阴茎硬结症28例[J].中国药业,2016,25(4):123-124.

78. 丁黎.Peyronie病的临床诊治研究[J].医学信息,2019,32(17):45-49.

79. 杨应国,徐和平,周晓皮,等.真空负压联合药物治疗阴茎硬结症的疗效探讨[J].现代诊断与治疗,2018,29(17):2789-2790.

80. 林进福，周少虎，翁治委，等.周少虎教授从瘀论治阴茎硬结症的经验[J].光明中医，2018，33（10）：1397-1398.

81. 泰兆江，朱成彬，李祥光，等.渭良伤科油治疗阴茎硬结症的疗效观察[J].北方药学，2015，12（9）：192.

82. 马晓匀.跟踪国外女性性医学研究的进展[J].中国计划生育和妇产科，2011，3（1）：5-10.

83. 覃云凌，于建红，江专新，等.药物注射配合微波理疗对阴茎硬结症疗效的观察（附46例报告）[J].中国男科学杂志，2011，25（5）：43-45.

84. 朱广远，张治国，张文达，等.体外冲击波与自体睾丸鞘膜移植术治疗阴茎硬结症的效果比较[J].中国医药导报，2018，15（31）：59-61.

85. 陈森期，张朝贤，许振强，等.应用包皮内板修补阴茎白膜缺损治疗Peyronie病（附9例报告）[J].中国医学工程，2004，12（3）：32-33.

86. 陈清香，陈水兰，王凡，等.普里西特干预对阴茎硬结症患者勃起功能及焦虑抑郁的影响[J].护理学杂志，2017，32（24）：17-19.

87. 白中山.橘核丸治疗阴茎硬结症18例[J].河北医药，2004，26（6）：415-416.

88. 何梓铭.阴茎硬结症治疗现状[J].重庆医学，2009，38（17）：2137-2139.

89. 张廷剑，张唯力.体外冲击波治疗在男性疾病的应用[J].中国男科学杂志，27（6）：69-71.

90. 陈崇，单王喜.勃起功能障碍的干细胞治疗研究进展[J].中国男科学杂志，2009，23（1）：64-67.

91. 邢建生，白志明. 阴茎勃起功能障碍的治疗进展 [J]. 中国男科学杂志，2017，31（4）：69-72.

92. 武俊青，李玉艳. 安全与健康的性行为 [J]. 中国计划生育学杂志，2018，26（2）：152-153.

93. 周哲，卢慕峻. 脂肪来源干细胞在阴茎勃起功能障碍治疗中的研究进展 [J]. 中国男科学杂志，2017，31（2）：70-73.

94. CHEN X，YANG Q，ZHENG T，et al. Neurotrophic effect of adipose tissue-derived stem cells on erectile function recovery by Pigment epithelium-derived factor secretion in a rat model of cavemous nerve injury[J]. Stem Cells Int，2016，2016：5161248.

95. TAKAYANAGI A，SASAKI M，KATAOKA-SASAKI Y，et al. Intravenous preload of mesenchymal stem cells rescues erectile function in a rat model of cavemous nerve injury[J]. Sex Med，2015，12（8）：1713-1721.

96. XU Y，GUAN R，LEI H，et al. Therapeutic potential of adipose derived stem cells-based micro-tissues in a rat model of postprostatectomy erectile dysfunction[J]. Sex Med，2014，11（10）：2439-2448.

97. HAAHR M K，JENSEN C H，TOYSERKANI N M，et al. Safety and potential effect of a single intracavernous injection of autologous adipose derived regenerative cells in patients with erectile dysfunction following radical prostatectomy：an open-label phase I clinical trial[J]. Bio Medicine，2016，5：204-210.

98. CONDORELLI R A，CALOGERO A E，VICARI E，et al. Vascular

regenerative therapies for the treatment of erectile dysfunction: current approaches[J]. Andrology, 2013, 1 (4): 533-540.

99. KOVANECZ I, VERNET D, MASOUMINIA M, et al. Implanted muscle-derived stem cells ameliorate erectile dysfunction in a rat model of type 2 diabetes, but their repair capacity is impaired by their prior exposure to the diabetes milieu[J]. J Sex Med, 2016, 13 (5): 786-797.

100. HENRY G D, JANI K. Commentary on "Nondegloving technique for peyronie's disease with penile prosthesis implantation and double dorsal-ventral patch graft" [J]. Asian Journal of Andrology, 2018, 20 (2): 212-213.

101. 杨其运, 刘贵华, 孙祥宙, 等. 干细胞技术在阴茎勃起功能障碍治疗中的应用 [J]. 医学新知杂志, 2016, 26 (6): 402-407.

102. 吴寒, 林浩成, 姜辉. 细胞外囊泡在男性勃起功能障碍治疗领域的应用进展 [J]. 中国男科学杂志, 2018, 32 (1): 63-66.

103. 张谨, 秦锋, 袁久洪. 负压治疗在男科领域的应用进展 [J]. 现代预防医学, 2019, 46 (8): 1511-1514.

出版者后记
Postscript

科学技术文献出版社自1973年成立即开始出版医学图书，40余年来，医学图书的内容和出版形式都发生了很大变化，这些无一不与医学的发展和进步相关。《中国医学临床百家》从2016年策划至今，感谢600余位权威专家对每本书、每个细节的精雕细琢，现已出版作品近百种。2018年，丛书全面展开学科总主编制，由各个学科权威专家指导本学科相关出版工作，我们以饱满的热情迎来了《中国医学临床百家》丛书各个分卷的诞生，也期待着《中国医学临床百家》丛书的出版工作更加科学与规范。

近几年，中国的临床医学有了很大的发展，在国际医学领域也开始崭露头角。以北京天坛医院牵头的CHANCE研究成果改写美国脑血管病二级预防指南为标志，中国一批临床专家的科研成果正在走向世界。但是，这些权威临床专家的科研成果多数首先发表在国外期刊上，之后才在国内期刊、会议中展现。如果出版专著，又为多人合著，专家个人的观点和成果精华被稀释。为改变这种零落的展现方式，作为科技部主管的唯一一家出版机构，我们有责任为中国的临床医生提供一个系统展示临床研究成果的舞台。为此，我们策划出版了这套高端医学专著——《中国医学临床百家》丛书。

"百家"既指临床各学科的权威专家，也取百家争鸣之义。

丛书中每一本书阐述一种疾病的最新研究成果及专家观点，按年度持续出版，强调医学知识的权威性和时效性，以期细致、连续、全面展示我国临床医学的发展历程。与其他医学专著相比，本丛书具有出版周期短、持续性强、主题突出、内容精练、阅读体验佳等特点。在图书出版的同时，同步通过万方数据库等互联网平台进入全国的医院，让各级临床医师和医学科研人员通过数据库检索到专家观点，并能迅速在临床实践中得以应用。

在与作者沟通过程中，他们对丛书出版的高度认可给了我们坚定的信心。北京协和医院邱贵兴院士说"这个项目是出版界的创新……项目持续开展下去，对促进中国临床学科的发展能起到很大作用"。中国工程院院士孙颖浩表示"我鼓励我国的泌尿外科医生把自己的创新成果和宝贵的经验传播给国内同行，我期待本丛书的出版"；北京大学第一医院霍勇教授认为"百家丛书很有意义"。我们感谢这么多临床专家积极参与本丛书的写作，他们在深夜里的奋笔，感动着我们，鼓舞着我们，这是对本丛书的巨大支持，也是对我们出版工作的肯定，我们由衷地感谢作者的支持与付出！

在传统媒体与新兴媒体相融合的今天，打造好这套在互联网时代出版与传播的高端医学专著，为临床科研成果的快速转化服务，为中国临床医学的创新及临床医师诊疗水平的提升服务，我们一直在努力！

科学技术文献出版社

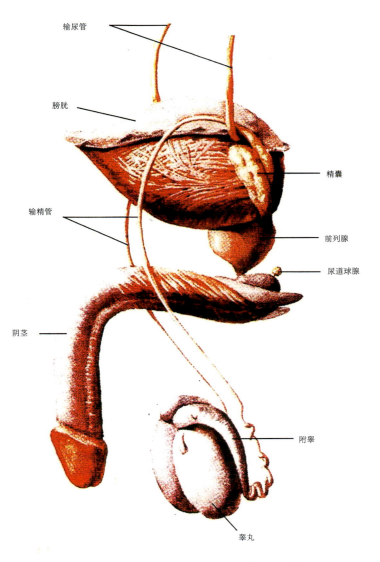

彩插1　男性生殖器解剖图（正文004页）

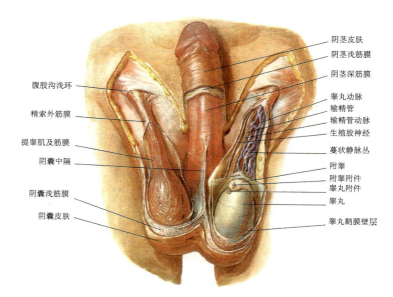

彩插 2 阴囊的形态和结构（正文 006 页）

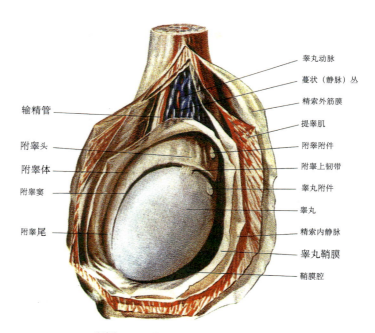

彩插 3 阴囊的层次（正文 007 页）

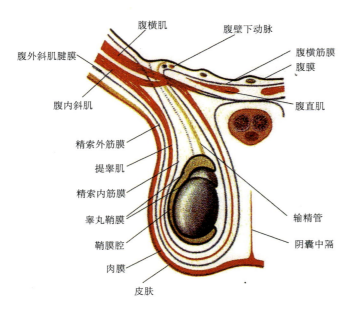

彩插 4　阴囊的冠状切面（示层次关系）（正文 007 页）

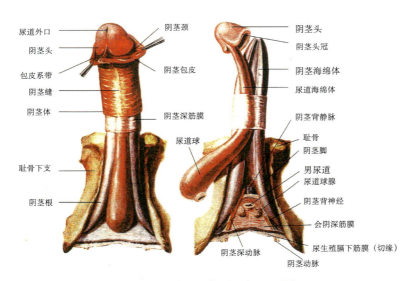

彩插 5　阴茎的形状（正文 010 页）

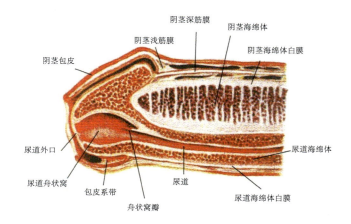

彩插6 阴茎体与阴茎头的结构（矢状切面）（正文011页）

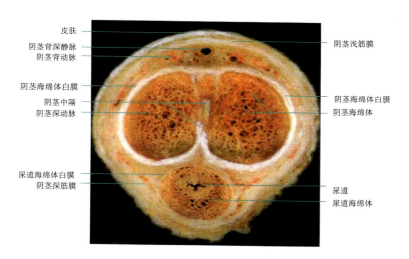

彩插7 阴茎的结构（横断面）（正文016页）

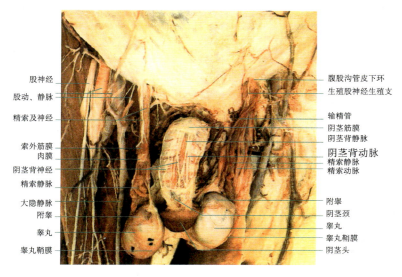

彩插8 阴茎、睾丸的血管和神经（正文018页）

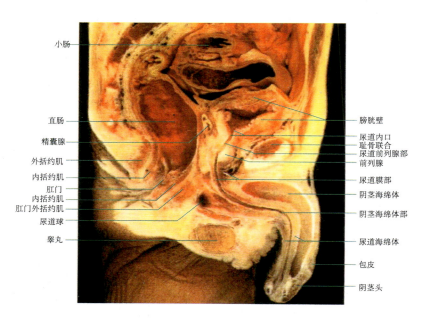

彩插9 男性盆腔与尿道（矢状切面）（正文021页）

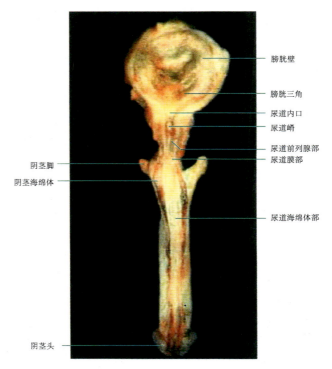

彩插10　尿道结构（正文021页）

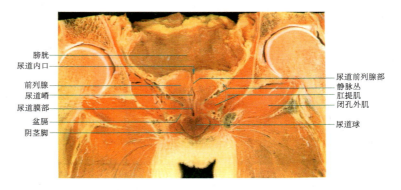

彩插11　尿道前列腺部（正文023页）